L'ART

DE JOUIR

D'UNE SANTÉ PARFAITE,

ET

DE VIVRE HEUREUX JUSQU'A UNE GRANDE VIEILLESSE.

L'ART

DE JOUIR

D'UNE SANTÉ PARFAITE,

ET

DE VIVRE HEUREUX JUSQU'A UNE GRANDE VIEILLESSE.

Traduction nouvelle des Traités de LESSIUS & de CORNARO, sur la vie sobre & sur les moyens de vivre cent ans.

Abſtinentia adjicit vitam.

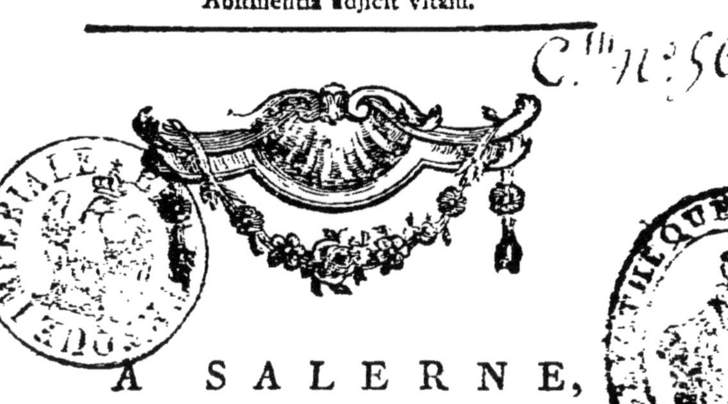

A SALERNE,

Et ſe trouve à LIÉGE,

Chez F. J. DESOER, Imprimeur-Libraire, ſur le Pont-d'Iſle.

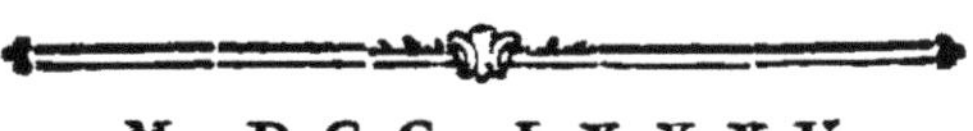

M. DCC. LXXXV.

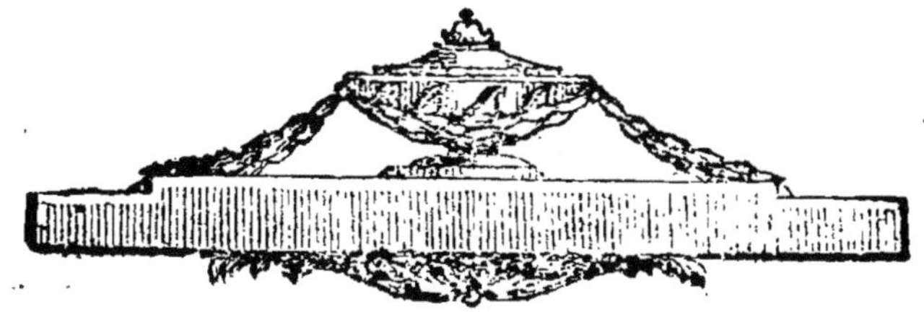

PRÉFACE.

SI les goûts dépendent de la difpofition des efprits, & fi les efprits ne font
pas moins différens les uns des autres
que les vifages, il n'eft donc pas furprenant qu'il fe trouve parmi les hommes
une fi grande diverfité de fentimens, &
qu'une partie du monde condamne ce
que l'autre approuve. Mais ce qu'il n'eft
pas fi aifé de comprendre, c'eft que les
hommes s'accordent tous fi peu fur ce
qui regarde leurs plus véritables inté-
rêts.

Il eft conftant qu'après le falut, à
quoi rien de ce qui fe paffe n'eft compa-

a iij

rable, l'un des plus grands biens de cette vie, c'eſt la ſanté, ſi on la rapporte à la fin à quoi tout doit être rapporté. Nous ſommes tous créés pour Dieu ; il doit être le centre où ſe terminent toutes nos penſées, tous nos déſirs, toutes nos actions ; & ces actions ſuppoſent la vie. Mais ſi cette vie elle-même n'eſt que languiſſante, toutes nos actions qui en dépendent, ne ſeront que langueur, & nous ne pourrons ſervir Dieu que d'une manière bien imparfaite ; ſans compter que c'eſt toujours un aſſez grand mal de ne pas ménager la ſanté, qui nonobſtant le mauvais uſage que l'on en peut faire, ne laiſſe pas d'être un bien en elle-même. Dût-on cependant l'avoir perdue, & même par ſa propre faute, le mal n'eſt pas irréparable. La vie ſobre eſt ſans doute la plus ſûre voie pour la réparer. Il ne s'agit plus que de faire voir en quoi précisément elle consiste.

On ne peut disconvenir que ce ne soit principalement dans l'usage modéré d'une nourriture convenable, & prise dans les temps qui conviennent.

On n'entreprendra point dans cette Préface de traiter cette matière d'avance; on pourra s'en instruire plus à fond par la lecture de l'Ouvrage de *Lessius*, & de celui de *Cornaro*, dont voici l'origine.

Cornaro étoit issu d'une des premières Maisons de Venise. Dès l'âge de trente-cinq ans, il fut condamné des Médecins sur son mauvais tempérament, & sur tout ce qu'une vie des plus intempérantes avoit pu y ajouter. Le parti qu'il crut devoir suivre alors, fut précisément le contraire de celui qu'il avoit ſuivi juſque-là ; & il ne fut pas long-temps à s'appercevoir par ſa propre expérience, que c'étoit le meilleur. Auſſi le ſuivit-il depuis ce moment-là juſqu'à la fin de ſa vie, & il vécut plus de cent ans.

Il crut même que ce ſeroit rendre au Public un ſervice eſſentiel, que d'écrire ce régime, & les avantages qu'il y avoit trouvés ; & il l'écrivit en italien, qui étoit ſa langue naturelle. Ce n'eſt pas qu'il ait prétendu faire de ce régime particulier une règle générale, comme il le dit lui-même ; mais il ne laiſſe pas d'être propre à tout le monde, ſi non ſelon la lettre, du moins ſelon l'eſprit, qui conſiſte, comme on l'a déjà dit, à ne prendre de nourriture que ce qui convient, & dans les temps convenables.

Cet écrit tomba quelque temps après entre les mains de *Leſſius*, dont le nom eſt connu. Et comme il ſe trouvoit à peu près dans la même diſpoſition que *Cornaro*, il voulut eſſayer le même régime. Il s'en trouva ſi bien, qu'il le continua le reſte de ſes jours ; & il les prolongea même par ce moyen juſqu'à l'âge le plus avancé. Enſuite il traduiſit cet écrit en latin, pour le rendre intelligible dans toute ſorte de pays. Il fit même un autre Traité ſur le même ſujet, comme pour ſervir de Préface à celui de *Cornaro*.

Il y a près de quatre-vingt ans qu'ils furent traduits en notre langue ; & l'on peut dire à la louange du Traducteur, que pour un temps auſſi reculé, on ne pouvoit guère mieux écrire. A la réſerve de quelques termes qui ne ſont plus d'uſage, cette Traduction, toute ancienne qu'elle eſt, pourroit encore paſſer.

L'Auteur de celle-ci n'a fu qu'après l'avoir achevée, qu'il y en eût une ancienne; mais la fincérité ne lui permet point de ne pas avouer que, quand même il l'auroit fu, avant de l'entreprendre, cela n'eût pas empêché qu'il ne l'eût entreprife. Cette ancienne Traduction ne fe trouvoit prefque plus. Cet ouvrage méritoit d'ailleurs une nouvelle forme, qui en réveillât le goût. Et plufieurs perfonnes fouhaitoient cette forme nouvelle.

Quoiqu'il y ait plus de quarante-neuf ans que cette Traduction foit achevée, quelques raifons particulières en ont retardé l'impreffion jufqu'ici. Quelques mois avant qu'on l'imprimât, il en a paru une, non de *Leffius*, mais feulement de *Cornaro*, que bien des gens ont attribuée à l'Auteur de celle-ci, fur ce qu'ils l'attendoient depuis fi long-temps.

Il eſt bon de prévenir ceux qui prendront la peine de lire ces traités, ſur ce que les principes n'en ſont pas conformes à d'autres que l'on ne peut nommer nouveaux, que parce qu'ils ſont nouvellement découverts. On a tâché de remédier par quelques notes à cet inconvénient, qui n'empêche pas que d'ailleurs on ne puiſſe regarder cet Ouvrage comme un des plus utiles à l'humanité.

Il ne s'agit plus que de prévenir une objection en un ſens toute des mieux fondées. C'eſt que, tout bien conſidéré, une des fins principales de ces Traités eſt de vivre long-temps, auſſi bien que ſainement. Et comme la perfection du Chrétien eſt de gémir inceſſamment de la longueur de ſon exil, & de ſoupirer ſans ceſſe après un plus heureux ſéjour, le défir d'une longue vie ne paroît guère s'accorder avec une difpofition fi pure & fi parfaite.

Il faut convenir en effet, qu'il feroit bien indigne d'un véritable Chrétien de ne vivre fobrement que pour vivre long-temps. Si la longue vie eft une fuite prefque néceffaire de la fobriété, la vie fobre doit avoir une fin plus digne d'elle. On doit vivre fobrement, non pour ne vivre que long-temps, mais pour vivre à jamais, & d'une vie égale à celle de Dieu même.

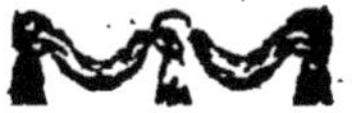

L'ART
DE JOUIR
D'UNE SANTÉ PARFAITE.

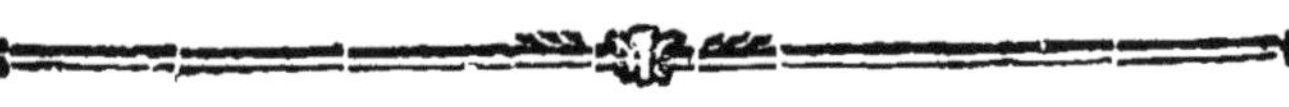

CHAPITRE I.

Ce qui a donné occasion à cet Ouvrage,
& quel en est le motif.

ON a fait jusqu'ici de savans & d'amples écrits des moyens de se conserver dans une santé parfaite : mais ils sont remplis de tant d'ordonnances ; ils exigent tant de précautions sur le boire & sur le manger, sur l'air, le sommeil, les exercices, les saisons, ils prescrivent tant de sortes de remèdes, que pour observer toutes ces choses, il ne

A

faut pas moins que des foins continuels. Une telle fujetion eft fans doute un véritable efclavage. D'ailleurs, on ne va prefque jamais à la caufe primitive des maux; comment ces remèdes pourroient-ils avoir quelque effet? Les hommes veulent manger à leur fantaifie de tout ce qui eft le plus de leur goût, fans nul autre guide que leur appétit, fans nulle autre règle que leur fenfualité. Duffent-ils donc fuivre ces ordonnances & ces obfervations, elles ne leur feroient d'aucun ufage. La plupart des hommes abandonnent tout, & même leur fanté, à ce qu'ils nomment le hafard (1). Ils fe fondent fur ce proverbe trivial : *Qui vit médicinalement, vit miférablement.* Ils regardent comme une mifère de ne pouvoir manger avec excès de tout ce que les autres mangent, de n'ofer jamais fuivre leur appétit entièrement. Ils mangent donc des deux & trois fois le jour de toute forte de chofes, & fouvent même au delà de leur appétit. Après de tels repas ils s'appliquent quelques

---

(1) Ce prétendu hafard n'eft qu'une difpofition d'évènemens réglés de toute éternité par la Providence, & qui n'arrivent que dans les temps marqués.

heures à des occupations, où l'efprit a plus
de part que le corps (2); & ils ne s'avi-
fent jamais de fe purger en de certains temps,
à moins que quelque incommodité preffante
ne les y oblige. Ils fe croyent dans la meilleure difpofition du monde, tant qu'ils ne
fentent aucun mal. Ils ne laiffent pas de fe
remplir peu à peu d'humeurs & de crudités
dangereufes qui s'accroiffent avec le temps,
fe corrompent & en deviennent plus malignes. A la plus légère occafion de chaleur,
ou de froid, ou de vent, ou de prome-
nade, ou de quelque autre exercice, ou de
quelque forte d'excès, ou d'incommodité que
ce puiffe être, ces crudités & ces humeurs
s'enflamment & caufent des maladies mortelles.

J'ai vu mourir ainfi plufieurs hommes cé-
lèbres à la fleur de leur âge, & qui auroient
pu vivre long-temps, très-utiles au Public par
leur érudition, ou par des actions auffi glo-
rieufes pour eux-mêmes, qu'avantageufes
aux autres, & mériter pour le Ciel une bien
plus glorieufe couronne, s'ils euffent eu plus

---

(2) Rien n'eft plus capable d'empêcher la digeftion
des alimens, que le travail de l'efprit.

A ij

de foin de ménager leur fanté. Combien y
en a-t-il, & dans le Cloître, & dans le
monde, qui fouvent ne font incapables, par
leur mauvaife fanté, de s'appliquer à l'étude, & aux autres fonctions de l'efprit, comme
ils le fouhaiteroient eux-mêmes, & comme
le demanderoit l'état où ils font appelés,
que faute de favoir l'utilité d'un bon régime.

C'eft ce que j'ai remarqué depuis plufieurs
années en divers lieux; ce qui m'a fait penfer
que ce feroit rendre au Public un fervice
important que de propofer aux hommes le
moyen de fe conferver toujours ans une
fanté parfaite. J'en ai fait l'expérience moi-
même. De favans Médecins ne jugeoient
pas que je puffe encore vivre plus de deux
ans. Je me prefcrivis un régime qui me
guérit de plufieurs maux, qui me rendit
la fanté. Je me fuis encore rendu par ce
moyen capable de chofes qui n'ont pas de
rapport aux fens. Plufieurs perfonnes, à qui
je communiquai mes principes & qui les
ont fuivis, fe font confervés très-long-temps
par le même régime dans une entière vigueur
d'efprit & de corps. On en a vu beaucoup
d'exemples dans des Saints & des Philofophes
des fiècles paffés. Ce régime de vie con-

fiste principalement dans une certaine mefure de boire & de manger qui, loin de furcharger, d'affoiblir & d'altérer notre tempérament, y foit fi propre & fi proportionnée, qu'elle ne faffe au contraire qu'en réparer les forces & les augmenter.

Dans le temps que je penfois à faire ce Traité, il me tomba entre les mains un écrit fur la *Vie fobre*, compofé en italien par un homme de qualité de Venife, nommé *Louis Cornaro*. C'étoit un homme d'une grande réputation, qui avoit beaucoup de bien & encore plus d'efprit, & qui étoit marié. Il rapporte avec tout l'agrément poffible le régime qu'il s'étoit prefcrit ; il en fait voir les avantages, & les prouve très-clairement par une longue expérience. Cet écrit me fit tant de plaifir, que je le traduifis en latin, pour le rendre intelligible dans toute forte de pays ; & pour y fervir de préface, je crus y devoir mettre à la tête ce petit Traité.

Quoique je faffe profeffion de Théologie, & non de Médecine, ce Traité ne doit point paroître étranger à mon miniftère. D'ailleurs j'avois autrefois quelque teinture de la théorie de la Médecine, & cet Art n'eft point éloigné de l'emploi d'un Théologien. Il ne

A iij

s'agit pas ici de moins que de la Tempérance, cette vertu si belle; que de faire voir en quoi elle consiste; quel en est le juste milieu; quelle est la mesure précise de son objet; comment on peut la trouver; quels sont enfin les avantages de cette vertu. Toutes ces vues ne sont donc point tellement du ressort de la Médecine, qu'elles n'appartiennent encore en quelque manière à la Théologie & à la Philosophie morale. La fin que j'y ai principalement en vue est très-digne d'un Théologien. C'est de donner lieu à quantité de personnes de piété, soit dans le Cloître, soit dans le Monde, de servir long-temps le Seigneur avec plus de facilité, de joie, de ferveur, & même de plaisir, mais d'un genre tout spirituel, & de mériter par là pour toute l'éternité une bien plus grande gloire. Il est incroyable avec combien de liberté & de consolation intérieure ceux qui mènent une vie sobre sont appliqués à la prière, à la célébration du saint Sacrifice de nos Autels, à la lecture & à la méditation de l'Ecriture sainte, quelque peu éclairés qu'ils puissent être d'ailleurs sur ces sortes de choses. Tel est mon principal motif dans ce Traité, & ce que j'y recherche le plus. De quelle conféquence encore ne peut-il point être à d'autres pour le progrès de leurs études, & pour le fuccès de leurs autres affaires, à quoi l'efprit & le génie ont le plus de part. Nous effayerons, dans la fuite de cet écrit, de mettre en un plus grand jour toutes ces chofes & leurs avantages. De quelque manière donc que l'on confidère ce Traité, on n'y trouvera rien qui ne convienne avec l'emploi d'un Théologien. Telles font encore une fois les vues que je me fuis propofées dans ce petit ouvrage.

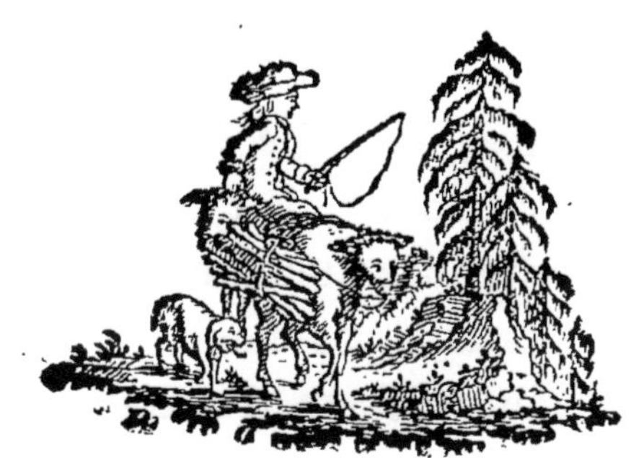

Chapitre II.

De la vie sobre, & de la mesure convenable du boire & du manger.

Pour entrer en matière, nous dirons ce que l'on entend ici par *Vie sobre* ; comment on peut déterminer la juste mesure de son objet; quels font les fruits qu'on peut en recueillir.

Nous entendons ici par *Vie sobre*, un usage modéré du boire & du manger, felon le tempérament du corps & fa difposition actuelle, par rapport même aux fonctions de l'efprit. Nous nommons encore *Vie sobre*, *une vie d'ordre, de règle & de tempérance ;* & nous ne prétendons, par ces différens termes, faire entendre que la même chofe.

Mais il ne faut pas laiffer d'éviter avec foin toute autre forte d'excès, comme de chaleur, de froid, de travail, &c. qui altèrent la fanté, & qui font un obftacle aux fonctions fpirituelles.

Cette mefure doit être différente felon la différence de l'âge, de la complexion, de l'humeur qui domine, & felon que l'on eft d'une bonne ou d'une mauvaife fanté. Comme les eftomacs n'ont pas tous la même capacité, on doit y proportionner les alimens. Cette proportion confifte dans une telle mefure, qu'elle fuffife pour nourrir le corps, & que la digeftion ne fe faffe pas moins parfaitement dans les occupations du corps ou de l'efprit à quoi chacun peut être deftiné.

Je dis dans les occupations de l'efprit & du corps; les unes demandent bien moins de nourriture que les autres. Les premières font un obftacle à la prompte digeftion; dans le temps qu'elles détournent les puiffances de l'ame, elles fufpendent en quelque manière les puiffances inférieures. Nous l'éprouvons toutes les fois qu'une forte attention à l'étude ou à la prière nous empêche d'entendre l'horloge, ou de voir ce qui eft devant nos yeux. Souvent donc il faut la moitié moins de nourriture dans les exercices de l'efprit, que dans ceux du corps, de quelqu'âge & de quelque tempérament que l'on puiffe être.

Toute la difficulté confifte à trouver cette mefure précife. C'eft auffi ce que marque *Saint-Auguftin*, dans fon livre contre *Julien*, *Chap* 4 : „ Quand, dit-il, nous venons

„ à goûter cette efpèce de plaifir, néceffai-
„ rement attaché à l'ufage des viandes qui
„ fervent à réparer les forces de notre corps
„ & à le nourrir, qui pourroit exprimer com-
„ ment ce plaifir que nous y trouvons, prin-
„ cipalement lorfqu'on nous fert des mets
„ capables de l'exciter, ne nous permet pas
„ de fentir jufqu'où va le fimple befoin, &
„ nous en cache tellement les falutaires bor-
„ nes, qu'il ne manque prefque jamais de
„ nous les faire paffer. Quoique la nature ait
„ alors ce qui lui fuffit, nous nous imagi-
„ nons que ce qu'elle a ne lui fuffit pas; &
„ nous croyons faire pour la fanté ce que
„ la fenfualité feule nous fait faire. Le plai-
„ fir que nous goûtons néceffairement, nous
„ fait ignorer où finit le fimple néceffaire „.
Nous parlerons donc dans le fecond article,
& de cette mefure, & des moyens de la
trouver.

Mais au moins, diront quelques-uns, il
n'eft pas befoin que ceux qui font dans des
Monaftères prennent foin de fe prefcrire
là deffus aucune mefure; leurs Supérieurs
l'ont fait avec prudence & avec difcrétion;
ils ont déterminé, felon la différence des
temps, une certaine quantité de viande,

d'œufs, de poiſſon, de légumes, de riz, de beurre, de fromage, de fruits, de bière, de cidre, ou de vin. Nous pouvons donc, diront-ils, prendre de toutes ces choſes en aſſurance, & ſans craindre d'y paſſer les bornes d'une juſte meſure. Ces ſortes de perſonnes ne croyent pas que les catarres, les rhumes, les maux de tête & d'eſtomac, les fièvres & les autres maladies dont ils ſont ſouvent tourmentés, viennent d'excès dans le boire ou dans le manger. Ils les attribuent aux vents, à la malignité de l'air, à des veilles, à des excès de travail, ou à de ſemblables cauſes étrangères. Il eſt évident qu'ils ſe trompent; la même quantité de nourriture ne ſauroit être également proportionnée à tant de tempéramens ſi différens. Ce qui peut n'être préciſément que ce qu'il faut à telle perſonne jeune & robuſte, peut être deux ou trois fois plus qu'il ne faudroit à telle autre qui a plus d'âge & moins de force. C'eſt ce qu'après *Ariſtote*, enſeigne ſi bien *Saint-Thomas*, & qui eſt aſſez clair de ſoi-même. Si les Supérieurs de Monaſtères ont cru devoir ordonner une telle quantité de nourriture, c'étoit ſeulement afin qu'elle pût convenir même aux plus robuſtes; mais

A vj

que les autres n'en priffent que ce qu'il leur
en faudroit ; & que par rapport à ce qu'ils
laifferoient, ils puffent avoir le mérite de
la tempérance. Il n'eft pas difficile d'en fuivre les règles tant que l'on n'a point d'occafion de ne les pas fuivre ; mais d'être tem-
pérant, quand on pourroit ne le pas être,
& de réprimer l'intempérance dans l'ufage
de ces chofes les plus capables de l'irriter,
c'eft ce qui n'eft pas fi facile, principalement
aux jeunes gens, & à ceux qui n'ont point
encore fait d'effort pour vaincre cette paffion.
Auffi eft-ce quelque chofe de bien agréable à
Dieu que de la furmonter. C'eft même pour augmenter le mérite de la tempérance, que l'on
donne dans quelques monaftères plus de
nourriture, & plus diverfifiée, que ne le
permettroient les bornes de cette même
tempérance (1). Nous en avons un exemple illuftre dans la vie de *Saint-Pacôme*,
écrite depuis plus de 200 ans avec beaucoup
de fidélité, & marquée, felon Surius, le qua-
torzième Mai. On y rapporte que dans fes

---

(1) Il faut cependant convenir que le plus fûr feroit
fans doute de ne fe faire fervir précifément que ce que
permettent les bornes d'une tempérance exacte. On n'en
auroit pas moins de mérite.

Monaftères, principalement dans ceux où il y avoit de jeunes gens, il vouloit qu'on leur fervît non feulement du pain avec du fel, mais encore quelqu'autre chofe; en forte que, fi la plupart de ces Saints Solitaires s'en abftenoient, & qu'ils fe contentaflent de pain & de fel, ou de quelque fruit cru, il ne tînt qu'à eux de manger quelque chofe de plus, ou de s'en abftenir; & qu'en cas qu'ils s'en abftinflent par mortification, & dans la feule vue de Dieu, ils n'en euflent que plus de mérite. Il eft plus difficile de s'abftenir d'un mets que l'on a devant les yeux, dont on peut ufer, & qui par fa préfence excite l'appétit, que s'il n'étoit pas préfent. Voyez à ce fujet *Jacques du Pas*, fur la mortification des fens.

C'eft une foible objection de dire que l'on donne ces chofes pour récréer en quelque manière la nature. Cette récréation ne confifte pas à pafler confidérablement les bornes ordinaires de la tempérance, mais à réjouir le goût par l'agrément & la variété de ces viandes, que l'on ne donne que rarement, & toujours felon la mefure de la Sobriété, en forte que l'appétit ne foit pas entièrement rassasié (1). Dans quelque occasion que ce puisse être, pour peu que l'on passe les bornes d'une exacte tempérance, c'est toujours un mal ; & c'est les passer que de manger plus que l'estomac ne peut digérer si parfaitement qu'il ne reste aucune crudité.

---

(1) On peut ajouter à cela ce que dit Saint-Augustin ; que Dieu n'a attaché quelque sorte de plaisir à l'usage de certaines fonctions purement animales, que pour lever en nous la répugnance naturelle que nous n'aurions pas manqué d'y avoir sans cet adoucissement ; mais que s'il y a des choses que l'on ne puisse faire sans plaisir, on ne doit au moins rien faire dans la vue de ce plaisir.

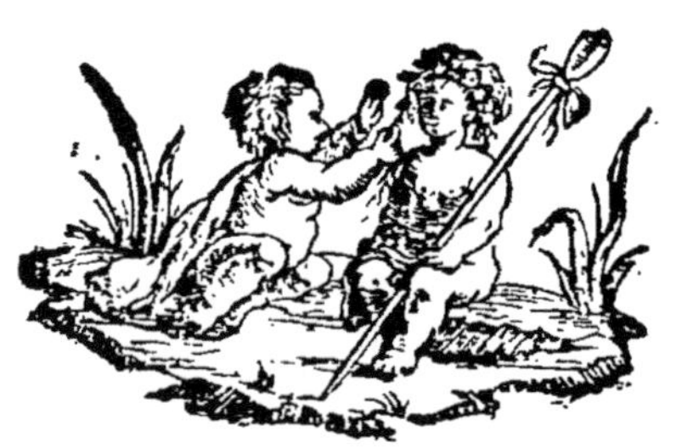

CHAPITRE III.

Sept Règles pour trouver cette juste mesure.

POUR trouver cette mesure, nous pouvons nous fervir de ces Règles tirées de l'expérience.

La première, eft de ne prendre ordinairement qu'une telle quantité de nourriture, qu'on puifle enfuite ne pas moins s'en appliquer à des fonctions purement fpirituelles, à la prière, à la méditation, à l'étude. Il eft clair que dès que l'on ne le peut, on a paflé les bornes de cette jufte mefure. La nature & la raifon demandent que l'on fe nourrifle de manière que la faculté animale & la faculté raifonnable n'en foient point offenfées. La nourriture doit être utile à ces deux facultés ; & loin d'être un obftacle à leurs fonctions, elle doit les leur faciliter. Lors donc que l'on fe furcharge tellement de nourriture, que les fens, l'imagination, la mémoire, l'entendement en foient moins libres dans leurs opérations, c'eft une preuve que l'on a paflé cette jufte mefure. Cet obftacle vient furtout de vapeurs qui s'élèvent abondamment

de l'eftomac à la tête, & qui ne s'y éleve-
roient pas dans une telle abondance fi l'on ne
paſſoit point de telles bornes. L'expérience
en convainc ; ceux qui mènent une vie fobre
font auſſi difpofés à s'appliquer après le repas
qu'auparavant. *Cornaro* le recommande fouvent dans fon Traité. C'eft auſſi ce que
j'éprouve, & ceux qui fuivent mon exemple le reconnoiſſent, comme moi, par l'expérience. Si les SS. Pères, qui ne mangeoient
qu'une fois le jour, le faifoient fi fobrement,
qu'ils n'en étoient pas moins difpofés à
s'appliquer à des chofes purement fpirituelles, combien plus aifément le pourroient faire
ceux qui prennent à deux fois la même
quantité de nourriture (1).

J'ai dit que ces vapeurs qui offufquent
la férénité du cerveau, viennent furtout
de l'eftomac après le repas. Quoique c'en
foit la caufe principale, ce n'en eft pas
la feule. Elles naiſſent non feulement des
viandes que l'on vient de prendre, & dont
la digeftion commence à fe faire, mais encore d'une abondance de fang & d'humeurs

---

(1) Ceux qui vivent avec régime ne doivent point
trop s'appliquer après le repas.

qu'il y a dans le foie, dans la rate, dans les veines. Ces humeurs ſe fermentent enſemble, & envoyent quantité de vapeurs. La vie ſobre corrige peu à peu cette réplétion & cette intempérie, & réduit tout aux termes convenables. Après le repas il ne monte plus à la tête de ces ſortes de vapeurs. Tant que les humeurs ſont dans un équilibre parfait, on ne doit craindre aucune maladie, ni rien qui puiſſe être un obſtacle aux fonctions ſpirituelles.

L'uſage où ſont ceux qui vivent ſobrement, de dormir un peu après le repas, ne tire point à conſéquence ; ils ne le ſont que pour réparer leurs forces épuiſées par quelques travaux d'eſprit ou de corps, & pour reprendre une vigueur nouvelle. Le ſommeil ſert à l'un & à l'autre : de plus, il eſt de très-peu de durée ; & s'ils n'y étoient engagés par l'habitude, ou par l'abattement, ils pourroient aiſément s'en paſſer. Quelques-uns prolongent un peu plus ce ſommeil, mais c'eſt autant de rabattu ſur celui de la nuit. Ils partagent en deux repriſes leur repos de chaque jour. Il eſt cependant plus ſain d'éviter le ſommeil après dîner ; c'eſt l'avis le plus commun des Médecins.

La seconde Règle est de ne prendre qu'une telle quantité de nourriture, qu'enfuite on ne reſſente nul engourdiſſement, nulle peſanteur, nulle laſſitude corporelle. Si l'on ne ſe ſent alors dans une diſpoſition auſſi libre & auſſi vive qu'auparavant, c'eſt une preuve que l'on a paſſé cette meſure convenable; à moins que ce ne ſoit l'effet ou le reſte de quelque maladie. Bien loin que le boire & le manger doivent ſurcharger & affoiblir la nature, ils ne doivent au contraire que la rendre plus libre, plus gaie, plus animée. Ceux donc qui ſont d'un tempérament à reſſentir cette peſanteur, doivent examiner avec ſoin ſi cette incommodité vient d'excès de manger ou de boire, ou de tous les deux enſemble; & après l'avoir découvert, en retrancher peu à peu, juſqu'à ce qu'ils ſoient parvenus à une telle meſure, qu'ils n'en ſoient plus incommodés.

Pluſieurs s'y trompent ſouvent; ils mangent & boivent beaucoup; ils prennent même des choſes très-nourriſſantes, & ils ne s'en plaignent pas moins de foibleſſe; ils s'imaginent que c'eſt faute de nourriture & d'eſprit; ils demandent donc dés viandes encore plus nourriſſantes. Dès le matin, ils ſe

hâtent de déjeûner, de peur, difent-ils, que
la nature ne tombe en défaillance. Ils fe trompent, ces alimens ne font que furcharger
d'humeurs leur eftomac, qui n'en eft déjà que
trop rempli. Loin que la *foibleffe* de ces fortes de perfonnes vienne d'inanition, elle ne
vient que de réplétion. On peut le remarquer par l'enflure qu'elle leur caufe, & par
le fonds même de leur tempérament. Cette
abondance d'humeurs relâche par excès les
mufcles & les nerfs, qui font les canaux des
efprits : ces efprits font, comme les inftrumens de l'ame, les plus univerfels & les plus
immédiats dans les mouvemens qu'elle com-
munique au corps, & dans les fenfations dont
elle n'eft capable à fon tour, que par l'en-
tremife des organes corporels. Ils ne peuvent
donc plus s'étendre avec la même liberté,
ni faire fur ces organes la même impreffion.
Cette foibleffe, cette pefanteur de corps, cet
engourdiffement de fens font donc alors l'effet d'une efpèce d'interception de ces mêmes efprits. L'expérience l'apprend tous les
jours dans la plupart de ceux qui font ou re-
plets, ou remplis de mauvais fucs. Souvent
pour avoir trop foupé, ils fe trouvent le lendemain matin furchargés de quantité d'hu-

meurs que le sommeil de la nuit n'a fait qu'entretenir ; mais après s'être soulagés de beaucoup de pituite & d'autres superfluités, ou les avoir consumées par la diète & l'exercice, ils deviennent peu à peu plus dispos, plus gais, plus capables de toutes leurs fonctions ; & cette vigueur croît jusqu'au soir, quoiqu'ils mangent très-peu à midi, & que même ils ne mangent rien. Si dans le temps qu'ils sentent cet excès d'humeurs qui leur cause un abattement qui en est une suite nécessaire, ils ne laissent pas de manger encore, principalement des choses de beaucoup de suc, & en grande quantité, non seulement ils demeurent dans leur incommodité, mais ils l'augmentent encore considérablement. Qui voudra donc avoir un libre usage de ses sens, & de ses autres organes dans toutes ses opérations, même corporelles, doit faire assez de diète pour consumer toute humeur superflue. Les esprits en couleront plus aisément dans toutes les parties du corps, & l'ame les en trouvera plus disposées à produire à son gré dans les organes corporels, les mouvemens divers qui conviennent à leurs différentes fonctions.

La troisième Règle est de ne point passer

immédiatement d'une vie déréglée à une vie trop exacte ; mais le faire infensiblement, & ne diminuer que peu à peu du boire & du manger, jufqu'à ce que l'on foit parvenu à une mefure incapable d'offufquer l'efprit, & d'appefantir les corps. C'eft ce que tous les Médecins enfeignent. Les changemens trop fubits, pour peu qu'ils foient confidérables, caufent toujours quelque préjudice. C'eft comme une feconde nature que l'habitude ; on ne s'en défait qu'avec violence pour en fuivre une toute contraire. Nous reffentons vivement, & par conféquent avec peine, & comme quelque chofe d'oppofé à la nature, tout ce qui contrarie notre habitude, tant qu'elle eft encore dans fa vigueur. Il ne faut donc s'en défaire que comme par dégrés. La mauvaife habitude s'affoiblit & fe déracine peu à peu, comme elle s'étoit enracinée & fortifiée, & un tel changement fait fi peu de peine dans la fuite, qu'on ne s'en apperçoit prefque pas.

La quatrième Règle eft fondée fur ce qu'on ne peut déterminer une même quantité de nourriture proportionnée à chaque tempérament, à caufe de la différence des âges, des forces & des alimens. Il femble donc que pour ceux qui ne font plus jeunes, ou qui font infirmes, c'eft l'ordinaire affez de douze, treize, ou quatorze onces de folide, comme de grain, de viande, d'œufs ou d'autres mets, felon ce qui convient à chacun, & autant ou un peu plus de liquide. C'eft l'avis de plufieurs Médecins, fondé fur la raifon & l'expérience ; & ce n'eft que pour ceux qui font moins d'exercices de corps que d'efprit. L'illuftre *Cornaro* approuvoit tellement cette mefure qu'il fe la prefcrivit dès l'âge de trente-fix ans, & qu'il s'y tint jufqu'à la fin de fa vie, qui en fut & plus longue & plus faine (1). Plufieurs SS. Pères des Déferts, qui ne vivoient que de pain & d'eau, ne paffoient point cette mefure, & la prefcrivoient même dans prefque tous leurs Monaftères, comme une efpèce de loi, felon ce qu'en écrit *Caffien*. Quelqu'un demandoit à l'abbé *Moïfe* quelle devoit être, felon les règles les plus exactes de la tempérance, la

---

(1) On peut objecter à cela que ceux qui font fous un climat plus froid, tel que le nôtre, ne pourroient fe paffer d'une nourriture fi frugale. C'eft de quoi l'on ne peut difconvenir. Il ne prétend pas non plus, comme il le dit lui-même, en faire une règle générale. Cela ne va que du plus au moins.

mefure ordinaire du manger : Nous favons,
lui répondit-il , que nos anciens Pères ont
fouvent traité cette matière. Après avoir
examiné les différentes fortes de tempérances
que chacun obfervoit , en ne vivant prefque
jamais que de légumes , ou d'herbes, ou de
fimples fruits , ils y fubftituèrent du pain ;
mais en même temps ils en déterminèrent
la mefure à une livre. Cette quantité de pain
qu'ils diftribuoient à chacun , & qui , felon
eux , devoit fuffire par jour , n'étoit donc
que de douze onces. La livre chez les Anciens
étoit de douze onces précifément , & non pas
de feize comme parmi nous.

Si ces Pères jugeoient par une longue expérience que ce fût affez par jour de douze
onces de pain fans autre chofe , & qu'ils foient
même parvenus par cette diète à la plus extrême vieilleffe, dans une parfaite fanté , &
dans une entière vigueur de tous leurs fens;
combien plus peuvent fuffire fix ou fept onces d'autres chofes plus agréables au goût ,
& plus fucculentes que du pain fec. On peut
ajouter qu'ils ne buvoient que de l'eau , &
que l'eau ne nourrit point comme la bière &
le vin. Enfin l'expérience fait voir clairement
qu'il y a bien des gens qui mangent & boi-

vent bien moins, & qu'ils ne laissent pas d'être suffisamment nourris.

Quoique le régime dont nous avons parlé jusqu'ici regarde plus les personnes infirmes ou âgées que les autres, je crois cependant qu'il seroit aisé de prouver qu'il pourroit encore suffire à ceux qui se portent bien, qui sont d'un tempérament robuste, & même dans la fleur de leur âge, s'ils sont appliqués à l'Oraison, à l'étude, ou à d'autres choses de ce genre. La preuve en est dans une infinité d'exemples de Saints, qui même, dès l'âge de quinze ou vingt ans, s'en sont tenus à cette mesure, & quelquefois à moins, quoiqu'ils ne vécussent que de pain & d'eau, ou d'un peu d'herbes & de légumes. Quelques-uns vivoient, & très-longuement & très-sainement, au milieu même des grandes peines d'esprit & de corps. On le peut voir dans plusieurs dont la vie est écrite. Nous en rapporterons quelques-unes dans la suite. Il y avoit même quantité de Monastères, où cette mesure étoit prescrite comme une loi commune aux plus jeunes & aux plus âgés, & comme une mesure qui d'ordinaire devoit suffire à chacun d'eux également. Ces Pères donc qui avoient une grande expérience de ces choses-là, là , & qui favoient très-bien ce que demande la nature, jugèrent que cette mefure fuffi-foit à tout âge. C'eft l'avis de notre Auteur; il le prouve même par fon exemple ; il commença ce régime dès l'âge de 36 ans.

Quelques-uns objectent que le potage emporte fouvent des huit ou neuf onces, & que , comme il n'en refte plus alors que trois ou quatre de pain ou d'autre nourriture, il faudroit, ou ne point manger de potage, ou ne manger prefque rien autre chofe. Pour prévenir cet inconvénient, il n'y a qu'à manger moins de potage, & proportionner tellement le folide avec le liquide, en les pefant féparément, que le tout enfemble ne paffe point la mefure prefcrite. Mais notre deffein n'eft pas de defcendre dans ces minuties: il nous fuffit d'avoir fait voir en général que cette mefure eft raifonnable.

La cinquième Règle regarde la qualité des alimens; mais il n'eft pas néceffaire de s'en mettre fort en peine, quand on fe porte bien , & que la nourriture que l'on prend convient à la nature. Prefque toutes les viandes dont on ufe d'ordinaire, conviennent à ceux qui font d'un bon tempérament, pourvu que l'on y garde une jufte mefure. Tel peut vivre, & très-long-temps, & très-fainement, de pain,

de lait, de beurre, fromage & de bière ,
principalement s'il y eſt accoutumé dès l'en-
fance. Mais il faut s'abſtenir de toutes choſes mal-ſaines , quelques agréables qu'elles
puiſſent être , quand ce ne ſeroit que de
crainte d'en prendre par excès. Preſque toutes les choſes trop graſſes ſont contraires à
la ſanté. Elles relâchent trop l'eſtomac ; elles
en déſuniſſent les forces, qui ne ſauroient être
trop réunies ; elles empêchent la digeſtion
des autres alimens ; elles les font deſcendre
de l'eſtomac à demi-digérés ; elles envoyent
à la tête quantité de fumées qui cauſent des
eſpèces de vertiges , des toux , des aſthmes ,
& d'autres maux de poitrine. Si les alimens
enfin ne ſe digèrent pas parfaitement , &
en autant de temps qu'il en faut pour une
parfaite digeſtion, quelque bon eſtomac que
l'on puiſſe avoir , ils ſe tournent en mauvaiſes humeurs , & ces humeurs en bile &
en crudités , toutes matières de fièvres. Ceux
donc, principalement qui s'appliquent à l'é-
tude , doivent manger ſobrement , & proportionner le pain (1) à ce qu'ils mangent

______

(1) Le pain empêche les autres alimens de ſe corrompre, de gâter l'eſtomac, & de rendre par conſéquent l'haleine mauvaiſe.

d'ailleurs, pour empêcher au moins en partie les mauvais effets qui pourroient en arriver : comme les fluxions de tête , les vapeurs, les vertiges , les toux, les indigeftions
d'eftomac, les enflures, les coliques, les tranchées, ou tout ce qui peut d'ailleurs être
contraire au corps & à l'efprit. Ce feroit
une folie d'acheter au prix de tant & de fi
grandes incommodités un plaifir auffi vil &
d'auffi peu de durée, que celui du boire &
du manger. Rien ne marque davantage que
l'on en eft l'efclave que de s'y fatisfaire à
peine d'en être incommodé. Ce n'eft pas que
l'on ne doive jamais ufer de ces fortes d'alimens, quelque fobrement qu'on en ufe, comme font fcrupuleufement quelques-uns ,qui ne
mangent ni choux, ni oignons, ni pois, ni
féves, ni fromage, de crainte d'amafïer des
humeurs mélancoliques', bilieufes, gluan-
tes, & capables de gonfler ; c'eft feulement
que l'on ne doit en prendre qu'avec mo-
dération. Quand on n'en prend que peu ou
rarement, ils ne peuvent incommoder, principalement s'ils font agréables au goût; &
fouvent même ceux qui nuifent par leurs excès, font utiles à la nature dans leur ufage
modéré.

B ij

De toutes les fortes d'alimens, aucun ne convient mieux aux perfonnes infirmes ou avancées en âge, qu'une efpèce de panade avec un ou deux œufs : on peut vivre de cela feul très-long-temps & en parfaite fanté. *Cornaro* le prouve par fa propre expérience. Les Italiens nomment panade une efpèce de bouillie faite de pain, d'eau & de jus de viande cuits enfemble. Cette nourriture eft une efpèce de chyle prefqu'auffi fait que celui qui fe forme dans l'eftomac par la coction des viandes. Cette panade eft compofée de fubftances très-tempérées; elle n'eft point fujette, comme plufieurs autres, à fe corrompre dans l'eftomac. Enfin il s'en forme un fang pur, & dans une jufte quantité.

On peut même aifément y ajouter de quoi la rendre ou plus chaude ou plus nourriffante. Auffi le Sage dit, que *le pain & l'eau font le fondement de la nourriture de l'homme.* Il veut faire entendre par là que ces deux chofes font les plus propres à foutenir & à conferver la vie : on pourroit au moins fe paffer de viande ou de poiffon, & de tout ce qui peut d'ailleurs exciter l'appétit.

Plutarque n'approuve pas l'ufage de la

viande : „ On doit beaucoup, dit-il, en ap-
„ préhender les crudités ; elle charge extrê-
„ mement dès que l'on en a mangé, & elle
„ laiſſe dans la fuite de fâcheux reſtes. Il eût
„ été bien plus avantageux d'accoutumer la
„ nature à n'en point déſirer. La terre pro-
„ duit aſſez de choſes nourriſſantes & agréa-
„ bles, & qui pour la plupart n'ont pas
„ beſoin d'apprêt, & qu'on peut cependant
„ diverſifier d'une infinité de manières „.
Pluſieurs Médecins ſont de cet avis, & l'expérience l'autoriſe. Il y a beaucoup de Nations chez qui l'uſage de la viande eſt très-
rare, & qui ne vivent principalement que
de riz & de fruits ; ils n'en vivent cependant que plus long-temps & plus ſainement.
Les Japonois, les Chinois, pluſieurs Régions
de l'Afrique, & même les Turcs, ſont de
ce nombre. On le voit d'ailleurs en une infinité de Laboureurs & d'habitans de la campagne, qui d'ordinaire ne vivent que de
pain, de beurre, de bouillie, de légumes,
d'herbes, de fromage (1), & ne mangent

---

(1) Il faut remarquer que ce fromage eſt d'ordinaire
tout frais, & par conſéquent bien moins mal-faiſant que
les autres.

de la viande que très-rarèment ; ils ne laiffent pas d'être fains & robuftes , & de vivre
très-long-temps. On le peut voir encore dans
l'Hiftoire des anciens Pères des Déferts , & des
Religieux de ce temps.

La fixième Règle eft de s'abftenir d'une
trop grande variété de viandes , & affaifon-
nées d'une manière trop recherchée. *Difarius*,
très-favant Médecin , & *Socrate* , avertif-
fent de s'abftenir de ces fortes de mets &
de boiffons, qui excitent l'envie de manger
& de boire, au delà même du néceffaire.
C'eft la plus commune maxime des Médecins.
Cette variété excite toujours un nouvel appétit ; & quoique fouvent on mange trois
ou quatre fois plus que le befoin ne le demande , il ne femble prefque jamais que l'on
ait affez mangé. De plus, comme les différens mets font de nature différente, peu convenables au tempérament, fouvent contraires, parmi ces divers alimens, les uns fe digèrent plutôt que les autres. C'eft ce qui caufe de
prodigieufes crudités dans l'eftomac, & quelquefois d'entières indigeftions, des enflures,
des douleurs d'entrailles, des coliques, des
obftructions, des maux de reins, la gravelle.
Cet excès donc, & cette diverfité de nourri-

ture, caufent dans toute la maffe du chyle, dont fe forme le fang, des crudités qui
ne peuvent que fe corrompre. „ *Valériola*,
„ fameux Médecin, dit, que rien n'eft plus
„ contraire à la fanté qu'une nourriture trop
„ abondante & trop diverfifiée dans un même
„ repas „. On peut encore voir à ce fujet
quantité de chofes dans *Macrobe*. *Xénophon*
marque, que la manière de vivre de *Socrate*
étoit fi fimple & fi frugale, que par rapport
à la dépenfe, il n'y avoit perfonne qui ne
pût aifément vivre de la même manière;
il n'en coûtoit prefque rien. *Athénée* nous
apprend qu'un certain *Phabin* n'avoit vécu
que de lait (1) toute fa vie, que quantité
d'autres vivoient d'une nourriture prefqu'auffi fimple. *Pline* rapporte que pendant
vingt ans que *Zoroaftre* avoit paffés dans
le Défert, il n'y avoit vécu que de fromage (2), & que néanmoins tout étoit en
lui fi tempéré, qu'il ne reffentoit point le
poids de fes années. Enfin dans tous les

______

(1) Lé favant monfieur *Bayle* de Touloufe, a fait un
excellent Traité Latin fur l'ufage du lait pour rétablir les
étiques.

(2) Il y a bien de l'apparence que c'étoit du fromage
frais.

B iv

fiècles paffés, ceux qui n'ont ufé que d'alimens fimples, & dans une jufte quantité,
ont vécu plus fainement & plus long-temps
que les autres. On le remarque même encore
dans toute forte de Nations.

La feptième Règle eft que, comme toute
la difficulté de déterminer & de garder cette
jufte mefure, vient de l'appétit fenfuel, chacun doit être perfuadé que l'envie de boire
ou de manger n'eft que trop capable de féduire; & que par conféquent ce ne doit nullement être une règle pour trouver la mefure dont il s'agit. En voici quatre raifons.

La première, c'eft que la Nature n'a
donné à l'homme, & même aux autres animaux, l'appétit (1) des alimens que pour
la confervation de chaque animal particulier, & pour la propagation de fon efpèce.
Ceux donc qui veulent vivre chaftement,
& n'être point accablés d'humeurs qui ne
peuvent caufer que des maladies, ne doivent pas fuivre entièrement leur appétit, &
doivent retrancher tout fuperflu.

La feconde raifon, c'eft qu'il y a fou-

---

(1) Avec cette différence, que ce qui fe fait dans les
hommes avec fentiment, ne fe fait dans les bêtes que ma-
chinalement.

vent dans l'eſtomac quelqu'humeur maligne qui fait déſirer beaucoup plus qu'il ne convient à la ſanté, comme dans la faim canine, & lorſque quelque ſuc acide ou mélancolique s'eſt attaché aux membranes de l'eſtomac. En pareils cas, il ne faut point ſuivre ſon appétit. Si ce ſont de telles cauſes qui excitent une faim violente & une ardente ſoif, on doit avoir recours aux remèdes de la médecine ; mais ſi cette ſoif & cette faim ſont modérées, elles ne méritent pas qu'on y faſſe attention.

La troiſième raiſon, c'eſt que la diverſité des viandes réveille toujours l'appétit par de nouveaux goûts, & par de nouveaux aſſaiſonnemens. Tous ceux qui ont ſoin de leur ſanté doivent donc éviter une telle variété de mets, & ces aſſaiſonnemens trop recherchés ; tous les Médecins l'enſeignent ainſi. Comment toutes ces viandes de nature ſi différente, chaude, froide, ſèche, humide, bilieuſe, flegmatique, facile ou difficile à digérer, &c. pourroient-elles former un chyle (1) pur & uniforme ?

___

(1) Et comment un ſang formé d'un chyle compoſé de parties ſi hétérogènes pourroit-il être dans un équilibre parfait, ſans lequel on ne peut être dans une parfaite ſanté.

La quatrième & dernière raifon, eft que, comme l'idée que l'on fe forme des viandes eft toujours agréable, dès qu'elle eft tant foit peu forte, elle excite l'appétit comme l'idée des chofes que l'on n'ofe nommer en excite le défir. Quoique l'imagination ait plus de forces dans ces chofes-ci que dans les autres, cependant elle n'en a que trop encore dans les autres, comme l'expérience l'apprend, principalement à la vue & à l'odeur de certaines viandes. Il faut donc faire en forte de corriger une telle imagination, pour pouvoir modérer enfuite bien plus facilement le défir qui n'en eft qu'une fuite, puifqu'il n'a pour objet que ce que cette imagination repréfente comme agréable. Entr'autres moyens d'y parvenir, en voici deux qui peuvent beaucoup y contribuer.

Le premier eft d'éviter la vue de ces fortes de viandes, de peur que leur vue & leur odeur ne réveillent l'imagination, & ne donnent envie d'en goûter. La préfence d'un tel objet fait naturellement impreffion fur la puiffance qui y a rapport. Il eft beaucoup plus difficile de contenir fon appétit à la préfence des viandes, que de ne les point défirer, quand elles ne font pas préfentes. Il en eſt de même de tous les autres objets qui peuvent faire plaiſir à l'ame par l'entremiſe des ſens (1).

Le ſecond moyen eſt de ſe repréſenter ces choſes qui excitent l'appétit, non comme capables de flatter le goût & l'odorat, telles qu'elles paroiſſent actuellement, mais comme ſales, dégoûtantes, d'une odeur déteſtable, telles qu'elles vont devenir.

Rien ne paroît ce qu'il eſt véritablement, que lorſqu'il eſt revenu à l'état où il étoit à ſon origine ; ce n'eſt qu'alors que l'on y étoit caché ſous une fauſſe apparence. Qu'y a-t-il de plus dégoûtant, & d'une plus mauvaiſe odeur, que les mets les plus délicieux, quelque peu d'altération qu'ils ayent ſoufferte dans l'eſtomac? Plus la nourriture eſt exquiſe, plus elle eſt ſujette à ſe corrompre, & plus l'odeur en eſt enſuite inſupportable. Si la plupart de ceux qui mènent une vie délicieuſe, n'ont ſoin de porter ſur eux quelqu'eſpèce de parfum, on s'apperçoit, dès cette vie, de l'état de corruption où leurs corps ſeront après leur mort. C'eſt ce qui eſt encore plus ſenſible dans de certaines

_____

(1) Auſſi Jeſus-Chriſt a dit : qui aime le péril y périt.

B vj

fonctions auſſi indiſpenſables que naturelles,
quoique très-humiliantes, & dans l'haleine
de la plupart de ceux qui vivent d'une vie
trop délicieuſe & trop ſenſuelle. Il n'en eſt
pas de même des Payſans & des gens de mé-
tier qui ne vivent que de pain, de fromage,
& d'autres alimens vulgaires, quand ils en
uſent modérément (1).

---

(1) On a remarqué dans certains Hôpitaux, que tant
qu'on n'y donnoit aux pauvres que des nourritures de lai-
tage, on ne s'appercevroit point de cette corruption, &
qu'on ne commença de s'en appercevoir que lorſqu'on
eut commencé à leur donner de la viande.

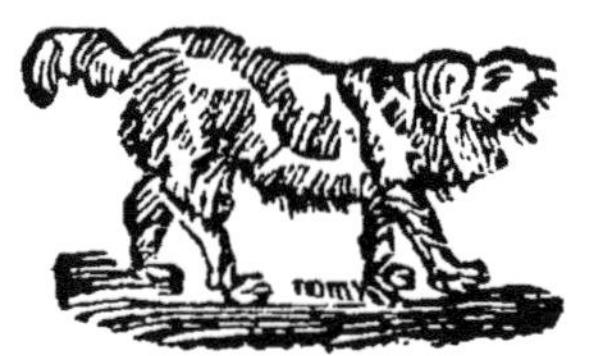

CHAPITRE IV.

Du Régime de vie qu'on doit suivre dans chaque saison.

Mais, dira-t-on, ne faut-il pas du moins changer de régime selon les saisons & la température des climats ? Il semble qu'on doive manger davantage l'Hiver que l'Été. L'Hiver, dit Hyppocrate, les estomacs sont plus chauds ; le froid qui les saisit au dehors en fait retirer la chaleur de la circonférence au centre, c'est-à-dire, au cœur. L'Été, ils sont plus languissans par une raison contraire ; la chaleur poussée du centre à la circonférence, se dissipe. Il semble par la même raison que l'Hiver il faille prendre des alimens secs & chauds, parce que la pituite, alors plus abondante, ne peut se dissiper ; & que l'Été l'on doive en prendre d'humectans & de rafraîchissans ; parce que la chaleur de l'air dont on est entouré, dissipe beaucoup d'humeurs & dessèche le corps.

Il paroît véritablement, de l'aveu même des Médecins, qu'on doit en user de cette manière, autant qu'on le peut commodément. Si l'on a befoin d'une nourriture plus fèche, comme en Hiver, & quand il a plu long-temps, il eft aifé d'augmenter de quelque chofe le manger, & de diminuer le boire à proportion, & même les alimens qui ont un peu trop de fuc. Si l'abondance de la boiffon & des alimens qui ont beaucoup de fuc, fait du bien dans un temps fec, elle ne peut qu'incommoder, quand on a refpiré quelques jours un air trop humide & trop froid ; cette forte d'air caufe des fluxions, des toux, des enrouemens. Quand on a befoin d'une nourriture plus humectante, on n'a qu'à mêler avec le vin un peu plus d'eau, ou prendre au lieu de vin un peu de bière; c'eft une boiffon qui humecte, & qui rafraîchit affez. Il ne paroît pas que les SS. Pères euffent beaucoup d'égards à cette différence de faifons & de climats; ils régloient pour toute l'année une même forte de nourriture, & dans la même quantité ; & ils en vivoient plus long-temps. A préfent on a plus d'égard dans les Monaftères à ce qui convient à la fanté. Mais fi l'on y donne des mets conformes aux faifons, ceux qui veulent vivre fobrement, peuvent choifir, entr'autres, ceux qui leur font plus convenables. En ce cas-là, dira-t-on, lequel vaut le mieux, de prendre en un feul ou plufieurs repas, cette quantité de nourriture dont nous avons parlé?

Quoique les Anciens ayent eu beaucoup de foin de garder la tempérance, & fe foient contentés d'un feul repas par jour, & même après le foleil couché ou à trois heures après-midi, comme le rapporte Caffien, plufieurs croyent cependant, qu'en un âge avancé, il vaut mieux faire deux repas, mais toujours fobres, à caufe de la foibleffe qui accompagne un tel âge. Loin de fe furcharger de nourriture, la digeftion s'en fera plus aifément. On pourra donc en prendre fept ou huit onces à dîner, & le foir trois ou quatre, ou fept ou huit le foir, & trois ou quatre à dîner felon fa commodité. Tout dépend principalement de la complexion & de l'habitude. Si l'eftomac eft rempli de pituite froide & lente, il paroît plus à propos de ne manger qu'une fois le jour. Il faut beaucoup plus de temps pour cuire ces crudités & pour les diffiper. C'eft ce que l'expérience en a fait connoître très-clairement. Quand même on croiroit ne devoir manger que le foir, il ne faudroit pas laiffer de prendre à midi quelque chofe, & de nature à deffécher la trop grande humidité de l'eftomac; ou fi l'on dîne à midi , il faudra prendre quelque chose le soir, comme un peu de pain avec quelques raisins ou choses semblables. Plus on avance en âge , plus on doit avoir soin de corriger cette humidité de l'estomac & de la tête. „ La Sa„ gesse, dit un Ancien, réside dans un lieu sec, „ & non en un lieu marécageux & plein „ d'eau ; c'est ce qui fait dire à Héraclite, que „ l'ame du Sage est comme une lumière sèche.

Quelqu'un objectera peut-être que de savans Médecins n'approuvent pas une manière de vivre si mesurée, de peur que l'estomac ne se resserre & ne s'accoutume tellement à cette quantité précise , que pour peu qu'on la passe, il n'en ressente une pesanteur considérable, & que cela ne l'oblige de s'étendre plus qu'à l'ordinaire. Pour éviter cet inconvénient, ils conseillent de ne pas s'en tenir toujours si scrupuleusement à la même quantité de nourriture, mais d'en prendre quelquefois plus, quelquefois moins. C'est ce qu'il semble qu'Hyppocrate confirme dans ses Aphorismes. Un vivre trop mesuré, dit-il, est dangereux, même aux personnes saines, pour peu que l'on en passe les bornes ordinaires, on n'en est que plus exposé à s'en trouver incommodé. Il y a

donc moins de danger de manger un peu
plus qu'un peu moins qu'il ne faut.

Ce paſſage, dont quelques Médecins ſe
prévalent, ne regarde que ceux qui ne peuvent obſerver cette uniformité de régime,
à cauſe des fréquentes occaſions des feſtins
qu'ils ne peuvent ou ne veulent éviter; &
qui ne ſont pas aſſez maîtres de leur bouche, pour pouvoir garder une tempérance
uniforme dans de ſi fréquentes occaſions d'intempérance, principalement lorſque les autres les ſollicitent par leur exemple à donner quelque choſe à la nature. Si pour lors
ils mangent par excès, ils s'en trouvent incommodés. On vient d'en rapporter la véritable raiſon; c'eſt ce qui n'arrivera point à
ceux qui ſont capables d'éviter ces occaſions
d'excès, & de garder un régime de vie ſuivi.
Rien ne leur convient mieux, principalement s'ils ſont d'une complexion délicate,
ou d'un âge avancé. L'expérience & la raiſon ne permettent pas d'en douter. Il n'im-
porte même de paſſer de quelque peu cette
meſure, pourvu que ce ſoit rarement. De ſi
petits excès ne ſont pas fort capables d'incommoder, pourvu qu'ils ne ſoient pas fréquens, & qu'immédiatement après on re-

vienne à son régime ordinaire. Si l'on mange plus que de coutume à dîner, il faut, ou ne point souper, ou souper plus légèrement. Si l'on a trop mangé à souper, il faut le lendemain moins manger à dîner, ou ne point dîner du tout. Un tel inconvénient n'est donc pas si considérable, que pour le prévenir, on doive éviter une vie de régime.

Mais s'il arrivoit trop souvent que l'on mangeât avec quelque sorte d'excès, quelque léger même qu'il fût d'ailleurs, il pourroit être fort dangereux, surtout à ceux dont nous venons de parler, & qui seroient accoutumés à vivre de régime. Notre Auteur nous l'apprend par son exemple même. Il rapporte dans son Traité, que, jusqu'à soixante-quinze ans, il n'avoit pris de nourriture par jour, que douze onces de solide & quatorze de liquide, & qu'il avoit vécu dans une parfaite santé ; qu'ensuite, de l'avis des Médecins, & à la sollicitation de ses amis, il avoit ajouté deux onces de l'un & de l'autre ; & que dès le dixième jour, ce peu d'augmentation lui avoit causé de très-fâcheuses maladies, un fort grand mal de côté, une oppression de poitrine, & une fièvre de cinq semaines. Les Médecins qui

l'avoient mis dans cet état, jugèrent eux-
mêmes, que c'étoit un homme mort, s'il
ne reprenoit fon régime ordinaire. Je connois un homme qui depuis plufieurs années
ne faifoit qu'un repas ; il foupoit, mais il
ne prenoit à midi que très-peu de chofe,
& même quelque chofe d'aflez fec. A la fol-
licitation de plufieurs perfonnes il prit à midi
un peu plus de nourriture & plus humectante. Dix ou douze jours après, ce changement lui caufa pendant quelques femai-
nes de fi grandes douleurs d'eftomac & d'entrailles, qu'on croyoit qu'il alloit mourir.
Il fut guéri par de grands remèdes que lui
avoient ordonnés de favans Médecins. Il retomba une feconde fois dans la même maladie, & fut guéri par les mêmes remèdes.
A quelque temps de là, il retomba encore
malade, pour la troifième fois ; il fe trouva
plus mal qu'à l'ordinaire, & cela quelques
jours de fuite. Il jugea qu'un tel mal ne lui
venoit que pour avoir changé de régime.
Après avoir examiné la chofe avec beaucoup de foin, il le reprit. Dès le premier
jour, fes maux commencèrent à diminuer,
& dès le quatrième, ils fe trouvèrent tellement diminués, qu'il ne lui refta plus qu'une

grande foibleffe, qui s'en alla même peu à peu par le fecours de ce régime. Ce n'eft ni la quantité des mets, ni leur délicateffe, qui peut fortifier un tempérament foible, mais une jufte proportion d'alimens convenables.

L'Aphorifme d'Hyppocrate cité un peu plus haut, n'eft point contraire à ceci ; il ne parle que d'alimens fi mefurés, & d'ailleurs fi peu capables de nourrir, qu'ils ne fuffifent pas pour foutenir les forces d'un bon tempérament. Nous parlons ici d'un genre de nourriture convenable à la nature de chacun, fans en marquer nul de précis, & d'une quantité proportionnée aux forces de l'eftomac, & propre à maintenir dans une fanté parfaite.

Mais, dira-t-on, tout le monde ne peut pas garder un régime de vie fi exact. N'y a-t-il donc point, pour ceux qui ne peuvent s'y affujettir, quelqu'autre moyen de fe conferver en fanté, & de vivre long-temps? C'eft de fe bien purger au moins deux fois l'année, au Printemps & en Automne ; & de fe délivrer par là de toute mauvaife humeur. Ceci ne regarde que ceux qui d'ordinaire font moins d'exercices de corps que d'efprit, comme les Eccléfiaftiques, les Religieux, les Jurifconfultes & les gens de Lettres. Mais il faut préparer les humeurs à cette purgation ; c'eſt le ſentiment d'habiles Médecins. Elle ne doit point non plus être trop forte, ni de nature à faire d'abord tout ſon effet. Il faut s'y préparer deux ou trois jours aupa-ravant, par quelque remède qui n'opère que d'une manière inſenſible. Cette manière fait ſans doute, & plus d'effet & moins de peine (1). Le prémier jour, les entrailles ſe purgent ; le ſecond, le foie ; le troiſième, les vaiſſeaux où il s'amaſſe quantité de mauvaiſes hu-meurs (2). Ceux qui ne vivent pas ſobre-ment ajoûtent chaque jour quelques crudités qui paſſent par les vaiſſeaux, & ſe répandent dans toutes les parties du corps, qui eſt comme une éponge.

Souvent en un ou deux ans, il s'amaſſe dans le corps plus de deux cents onces de mauvaiſes humeurs, qui font plus de ſix pin-tes (3). Ces humeurs ſe corrompent par ſuc-

____

(1) Elle fait moins de peine, ſans doute, dès que cette opération eſt inſenſible ; elle fait plus d'effet, parce que la nature a plus de loiſir de ſe débarraſſer de ce qui l'in-commode, & que d'ailleurs le corps en eſt plus fluide.

(2) Cela ne veut dire autre choſe, ſinon que ces mau-vaiſes humeurs ne peuvent s'évacuer que ſucceſſivement.

(3) Il ne faut pas croire que de tout ce qui s'en eſt

ceſſion de temps , & cauſent des maladies, qui avancent la mort de la plupart des hommes. C'en eſt preſque la ſeule cauſe dans tous ceux qui meurent avant l'extrême vieilleſſe, à la réſerve de ceux qui meurent de mort violente. Il meurt en peu de temps par la malignité de ces humeurs, au milieu même de toute ſorte de commodités, une infinité de perſonnes, qui dans une Galère, à ne vivre que de biſcuit & d'eau, comme les Matelots, auroient pu vivre long-temps & dans une ſanté parfaite. Pour prévenir ce danger, on n'a qu'à ſe purger à propos, au moins deux fois l'année. Il ne pourra reſter alors beaucoup de ces humeurs, & elles ne ſeront pas ſi ſujettes à ſe corrompre. J'ai connu pluſieurs perſonnes , qui ſans aucune maladie conſidérable, ſont parvenues par ce moyen juſqu'à l'âge le plus avancé.

---

amaſſé pendant tout ce temps-là , il ne s'en ſoit point diſſipé d'une manière ou d'une autre, quand ce ne ſeroit que par l'inſenſible tranſpiration. Autrement le corps ne ſeroit preſque plein que de mauvaiſes humeurs.

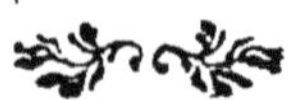

CHAPITRE V.

Des avantages de la Sobriété par rapport au corps.

LA vie sobre délivre & préserve l'homme de presque toute sorte de maladies, de catarres, de toux, d'asthmes, de vertiges, de maux de tête & d'estomac, d'apoplexie, de léthargie, d'épilepsie, de tout autre accident qui peut attaquer le cerveau, de la goutte, de la sciatique, de toute crudité, qui cause une infinité de maladies. Enfin elle tempère les humeurs, & les maintient dans une juste proportion. Il n'y a point de maladie à craindre par-tout où les humeurs sont dans une parfaite symétrie, dans un équilibre parfait. C'est dans cette proportion que consiste la santé : la raison & l'expérience nous l'apprennent de concert. Ceux qui vivent sobrement, sont ordinairement sains de corps & d'esprit; & dans les maux qu'ils souffrent, ils ont bien moins à souffrir que ceux qui sont remplis de mauvaises humeurs, qui ne viennent que d'intempérance, & il ne leur faut que très-peu de temps pour être par-

faitement guéris. J'ai connu quantité de gens
naturellement foibles, & qui étoient fans
ceffe occupés à des travaux qui demandoient
toute leur application, qui ne doivent qu'à
leur tempérance leur grand âge & leur fanté.
Les SS. Pères, & quantité de Religieux, font
de ce nombre.

Prefque toutes les maladies des hommes
ne viennent que de ce qu'on prend plus de
nourriture que la nature n'en demande, &
que l'eftomac n'en peut parfaitement digérer. La preuve en eft, que la plupart des
maux ne fe guériffent que par évacuation. On
ne faigne, on n'applique les ventoufes, on
ne donne de certains remèdes, que pour dégager la nature. C'eft encore pour cette raifon qu'on ordonne l'abftinence, & qu'on
prefcrit un régime de vie très-frugal. Cette
manière de guérir les maladies, prouve qu'elles ne viennent que de réplétion. Les maux
ne fe guériffent ordinairement que par quelque chofe de contraire à ce qui les a caufés.
Toutes les maladies qui viennent de réplétion, dit Hyppocrate, ne fe guériffent que
par évacuation, & celles qui viennent de
trop d'évacuation, ne fe guériffent que par
remplacer ce qui s'eft de trop évacué. Mais
celles-

celles-ci font rares, fi ce n'eft dans un long
fiége, où l'on manque de vivres, ou dans
un long voyage de mer, ou dans de femblables occafions. En ce cas-là, il faut purger
les humeurs que la chaleur naturelle a trop
recuites, faute d'alimens ; enfuite nourrir
& fortifier le corps, mais infenfiblement, &
n'augmenter fa nourriture que peu à peu. Il
faut faire la même chofe dans les grandes
maladies, pour réparer les forces épuifées par
de trop grandes évacuations. Si prefque toutes les maladies ne viennent que de ce qu'on
prend plus de nourriture que la nature n'en
demande, il s'enfuit que fi l'on n'en prend
que ce qu'elle en demande, on ne fera fujet à aucune maladie. On le peut inférer de ce
même paffage d'Hyppocrate : " Pour fe bien
,, porter, il faut toujours demeurer fur fon
,, appétit, & faire quelque exercice (1).

Les crudités font la fource la plus ordinaire
de toutes les maladies. ,, On ne peut tom-
,, ber malade, dit Gallien, tant que l'on
,, évite avec foin tout ce qui peut caufer des
,, crudités. L'intempérance en tue plus que

____

(1) Si, pour fe bien porter, il faut obferver ces deux
chofes, comment à plus forte raifon peut-on y parvenir
en n'obfervant ni l'une ni l'autre ?

C

„ l'épée. La plupart des hommes, eft-il dit
„ dans l'Écriture-Sainte, abrègent leurs jours
„ par leur intempérance : au lieu que par
„ l'abftinence, ils les prolongeroient. N'ayez
„ d'avidité, dit-elle un peu auparavant, en
„ aucun repas, ni ne vous abandonnez à
» aucune forte d'aliment „. L'excès des viandes ne fait qu'affoiblir la nature, & caufer
des crudités qui font des fources de maladies. On nomme crudités ce qui n'a pu fe
digérer parfaitement. Lorfque l'eftomac ne
cuit qu'à demi les alimens, ou parce qu'ils
font indigeftes, ou à caufe de leur trop grande
variété dans un même repas, ou faute d'un
temps fuffifant pour une digeftion parfaite,
le chyle qui fe forme des parties les plus
fucculentes des alimens, eft rempli de crudités qui caufent quantité de maux. Elles
rempliffent les entrailles & le cerveau de
pituite & de bile ; elles caufent beaucoup
d'obftructions jufque dans les plus petits
vaiffeaux; elles gâtent le tempérament, &
rempliffent enfin tout le corps d'humeurs
corrompues, d'où naiffent de très-fâcheufes
maladies.

Tant que le chyle eft encore trop cru
dans l'eftomac, & c'eft ce qu'*Ariftote* ap-

pelle corruption, & non pas digeftion, il n'eft pas poffible que le fang puiffe fe purifier parfaitement dans le foie : La feconde digeftion ne peut rectifier la première; & loin que d'un mauvais fang il puiffe fe faire une bonne nourriture, il faut néceffairement que le tempérament fe reffente d'une telle corruption, & qu'on en devienne fujet à quelques maladies. Cette crudité de chyle eft encore caufe que les vaiffeaux répandus partout le corps fe rempliffent d'un fang impur, & mêlé de quantité de mauvaifes humeurs qui fe corrompent de plus en plus, s'enflamment à la première occafion de fatigue, de chaleur, &c., & caufent de très-dangereufes fièvres, dont une infinité de perfonnes meurent à la fleur même de leur âge. Un bon régime préferve de tous ces inconvéniens. Tant que l'on ne prend de nourriture qu'autant que l'on peut aifément en faire la digeftion, on n'a point de crudités à craindre, il fe fait un chyle convenable à la nature. De cette forte de chyle il fe fait un fang pur; & c'eft le bon fang qui fait le bon tempérament; les humeurs en font moins fujettes à fe corrompre dans les vaiffeaux. Il ne fe trouve dans les entrailles, ni obſtructions, ni ſuperfluités, qui le plus ſouvent cauſent des maux de tête & d'eſtomac, & même des reſſentimens de goutte. Ce régime nous maintient dans un bon tempérament, & dans une ſanté parfaite. L'un & l'autre dépendent d'une juſte proportion, & d'un parfait équilibre d'humeurs, & dans une telle diſpoſition, qu'il n'y ait dans nulles parties du corps qui eſt tout poreux, aucunes obſtructions capables d'empêcher les eſprits & le ſang d'y avoir un cours entièrement libre. Non ſeulement la ſobriété empêche les crudités, & tout ce qui en eſt une ſuite, elle conſume encore les humeurs ſuperflues, & même bien plus ſûrement que les excès du corps. *Virinque*, Docteur en Médecine, le fait voir ſavamment. Le travail exerce toujours quelques parties du corps plus que les autres : c'eſt ce qui ſouvent trouble les humeurs, échauffe conſidérablement, & cauſe des fièvres, des pleuréſies, des fluxions très-douloureuſes. L'abſtinence fait ſon effet juſque dans les parties les plus intimes, juſque dans les moindres jointures, & ne fait d'évacuations que d'une manière auſſi douce qu'uniforme. Elle ſubtiliſe en très-peu de temps les humeurs les plus groſfières ; elle dégage les pores ; elle confume les fuperfluités ; elle ouvre les conduits des efprits ; elle rend ces efprits plus purs, fans même troubler les humeurs, fans caufer de fluxions fâcheufes, fans échauffer le corps, fans mettre en danger de maladies, & l'efprit même n'en eft que plus libre dans fes opérations. On ne peut néanmoins difconvenir que les exercices du corps qui ne paffent point de juftes bornes, & qui fe font à propos, ne foient utiles & même néceffaires. Mais la plupart de ceux qui vivent fobrement, & qui ne s'appliquent qu'aux chofes de l'efprit, n'ont pas befoin d'exercices de longue haleine, & qui d'ailleurs confumeroient trop de temps. Ils peuvent fe contenter d'un quart d'heure ou de demi-heure d'une forte d'exercice, qu'on peut prendre avant le repas, fans fortir de fa chambre, & qui eft en ufage chez les perfonnes les plus graves, même chez quantité de Prélats, & qui n'a rien d'indigne d'eux. Il fe fait de deux manières : l'une, à prendre dans chaque main des poids d'une livre, ou d'une livre & demie chacun, & de fe fecouer les bras de toutes fortes de fens, comme fi l'on combattoit en l'air. L'autre manière confifte à prendre des deux mains un grand bâton, où il y ait à chaque bout une livre, ou une livre & demie de plomb, & laiffant entre les deux mains un intervalle de quatre pieds, fe fecouer les bras, comme on vient de le dire, ou feulement autour de foi. Rien n'exerce mieux les mufcles de la poitrine & des épaules, & ne diffipe mieux les humeurs qui embarraffent les jointures (1).

La vie fobre préferve des maladies qui viennent de crudité & de corruption, & précautionne même contre leurs caufes extérieures. Ceux dont le corps eft pur & qui ont les humeurs tempérées, ne font pas fi fujéts à fe trouver incommodés de la chaleur, du froid, de la fatigue, ni de rien de femblable, que ceux qui font chargés de mauvaifes humeurs; & s'ils en reffentent quelqu'incommodité, ils en font plus aifément & bien plutôt guéris. Il en eft de même quand on fe fait quelque contufion, ou qu'on fe démet, ou qu'on

---

(1) Rien n'eft donc plus propre à délaffer. La laffitude ne vient que d'humeurs qui embarraffent les jointures & les mufcles, & qui les empêchent de fe mouvoir dans une entière liberté.

fe rompt quelques os. Il ne fe jette point d'humeurs fur la même partie offenfée, ou il ne s'y en jette que très-peu ; & rien n'eft plus capable d'en empêcher la guérifon, & de caufer même de vives douleurs, & de grandes inflammations, que lorfqu'il s'y fait quelque dépôt. Notre Auteur le prouve bien clairement par fa propre expérience. La vie fobre préferve de la pefte. Tant que le corps eft pur, on réfifte plus aifément à un tel venin. C'eft cette frugalité qui préferva *Socrate* de la pefte, dont Athènes fut fouvent ravagée.

La vie fobre guérit tous les maux qui peuvent fe guérir, & adoucit les autres. On éprouve même tous les jours que l'efprit n'en eft que plus en état d'agir. Les ulcères du poumon, les fchirres du foie ou de la rate, la pierre qui fe trouve quelquefois dans les reins ou dans d'autres parties, l'intempérie d'entrailles, quelqu'invétérée qu'elle pût être, & l'eût-on de naiffance, les defcentes, les autres accidens de cette nature, n'em-pêchent point de vivre long-temps, d'être toujours dans une parfaite férénité d'efprit, & en état de s'appliquer à des chofes qui n'ont point de rapport aux fens. Rien n'eft plus capable d'irriter ces maux , & de faire mourir en peu de temps , que l'intempérance. Mais les incommodités font très-rares & très-aifées à fupporter dans le cours d'une vie de régime.

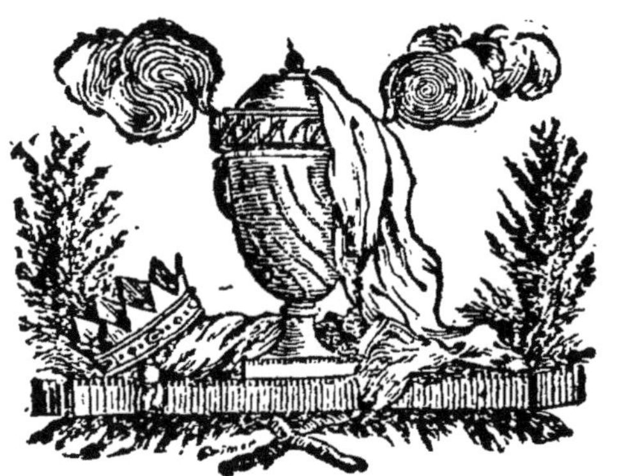

CHAPITRE VI.

Que la Sobriété fait vivre long-temps, & qu'elle rend l'esprit & le corps plus libres dans leurs opérations.

QUAND on a vécu sobrement, on meurt presque sans peine, & de pure défaillance de nature. Les anciens Pères, qui vivoient, les uns dans les Déserts, les autres dans des Monastères, ont vécu très-long-temps, quoiqu'ils vécussent très-durement. Leur extrême sobriété leur faisoit même trouver des délices dans une vie qui d'ailleurs n'étoit rien moins que délicieuse. *St. Paul*, premier Hermite; *S. Antoine*; *S. Paphnuce*; *S. Siméon-Stylite*, dont l'abstinence & les travaux paroissent si fort au dessus de la nature humaine; *S. François de Paule*; *S. Martin*, Archevêque de Tours; *S. Augustin*; *S. Remy* (1); le vénérable *Bède*; & un grand nombre d'autres, même de notre siècle, &

____

(1) Archevêque de Reims. De tels exemples sont d'autant plus admirables, que la vie en elle-même la plus laborieuse & la plus pénible, est celle d'un Évêque qui connoît ses devoirs, & qui sait les remplir.

de l'un & l'autre fexe, dont il feroit trop long de rapporter les noms, ont vécu la plupart de la manière du monde la plus auftère; ils n'ont pas laiffé de vivre, les uns au moins foixante-dix ans, d'autres quatre-vingt, d'autres cent, quelques autres même jufqu'à cent vingt ans.

On ne fauroit dire que ce n'ait pas été par la force de la nature, mais par un don furnaturel, que ces fortes de perfonnes foient parvenues à un fi grand âge; on en a vu trop d'exemples, à la réferve de ceux qui font morts d'accidens. Il y a bien de l'apparence que S. Jean l'Évangélifte, feul des Apôtres qui ne foit point mort de mort violente, a du moins vécu cent ans. S. Siméon en avoit cent vingt quand il fouffrit le martyre. S. Denis l'Aréopagite en avoit plus de cent. S. Jacques, le plus jeune, a vécu quatre-vingt feize ans, quoique dans de continuels jeûnes & dans une prière continuelle. La longue vie n'eft pas un don qui ne foit réfervé qu'aux Saints. Les Brachmanes même chez les Indiens, ceux des Turcs qui font profeffion de fuivre exactement les fuperftitions de Mahomet, & qui mènent une vie très-abftinente & très-auftère, ne doivent leur grand âge

qu'à leur grande frugalité. ,, Les Esséniens,
,, dit *Joseph*, vivoient très-long-temps ; plu-
,, sieurs d'entr'eux parvenoient à l'âge de
,, cent ans par la simplicité, & le bon régime
,, de leur vie. Ils ne vivoient que de pain
,, & de bouillie ,,. *Démocrite* & *Hyppocrate*
vécurent cent cinq ans, *Platon* plus de quatre-vingt.

Enfin, quand l'Écriture dit, que l'homme
prudent & sobre vivra long-temps, elle parle
en général de quiconque garde l'abstinence,
& non pas des Saints seulement. J'avoue néanmoins, que les impies, principalement les ho-
micides & les blasphémateurs, ne vivent pas
long-temps pour la plupart, quelque tempérés d'ailleurs qu'ils puissent être dans leur manière de vivre. La justice de Dieu ne manque jamais de les poursuivre. Au moins ne
meurent-ils point de corruption d'humeurs,
mais d'une mort violente. Pour revenir aux
intempérans, il est certain qu'ils ne sauroient
vivre long-temps. Rien n'épuise tant les esprits & n'est plus capable d'affoiblir & de
détruire la nature.

Mais, dira-t-on, l'intempérance de quelques - uns ne les empêche pas de parvenir
à l'âge le plus avancé. Ces exemples sont

rares ; & d'ordinaire ces fortes de perfonnes ne font pas d'un tempérament bien robufte. La plupart de ceux qui mangent beaucoup meurent avant le temps ; & fi ceux qui
vivent fans règle vivoient d'une vie réglée ,
leur vie en feroit fans doute & plus longue &
plus faine ; & ils feroient plus en état de faire
ufage de ce qu'ils peuvent avoir , & d'efprit &
d'érudition. Il n'eft pas poffible que ceux qui
ne vivent pas frugalement ne fe rempliffent
de mauvaifes humeurs , & ne foient fouvent attaqués de maladies ; & que, fans faire
tort à leur fanté , ils puiffent s'appliquer
long - temps à des chofes qui demandent
quelque contention d'efprit. Toute la force
de la nature & des efprits doit être occu-
pée à la coction des alimens, & fi l'on dé-
tourne avec violence ce que ces efprits ont
de vigueur, cette coction ne fe fera que très-
imparfaitement , & ce fera la fource de beaucoup de crudités ; la tête fe remplit de vapeurs
qui offufqueront l'efprit, & cauferont même
de la douleur, fi l'on s'applique trop fortement. Ces fortes de perfonnes ont fouvent befoin d'exercices corporels, ou de remèdes capables de dégager le corps ; & quelque long-temps qu'ils vivent, c'eft toujours

peu, du moins par rapport à l'efprit, & à fes fonctions. La plupart de leur vie eſt employée à des befoins corporels. C'eſt la chair qui devroit être l'efclave de l'efprit; c'eſt au contraire leur efprit qui eſt l'efclave de leur chair. Une telle vie convient-elle à un homme, que la raifon doit dominer, & qui dans l'ufage des chofes fenfibles, ne doit avoir que des objets tout fpirituels, & mortifier continuellement fes fens & fes paffions?

Si ceux qui font d'une complexion délicate vivent de régime, ils font bien plus fûrs de vivre long-temps, & en fanté, que ceux qui font les plus robuſtes, & qui vivent dans l'intempérance. Ceux-là n'ont point de mauvaifes humeurs, ou du moins en telle abondance qu'elles puiffent caufer des maladies; ceux-ci fe rempliffent néceffairement, dans le cours de quelques années, de quantité d'humeurs, qui fe corrompent de plus en plus, & qui deviennent des occafions de maladies fâcheufes, & fouvent mortelles. *Ariſtote* raconte dans fes Problêmes, qu'un certain Philofophe nommé *Hérodique*, quoiqu'il fût d'un tempérament très-foible & qu'il fût même étique, avoit vécu cent ans, par le moyen d'un bon régime. *Platon* en fait auffi mention. *Galien* rapporte qu'il

y avoit de fon temps un certain Philofophe,
qui avoit fait un Livre, où il prétendoit en-
feigner l'art de vivre fans vieillir, jufqu'à
l'âge le plus avancé. *Galien* prouve clairement que cette prétention eft vaine & chi-
mérique. Ce Philofophe fait voir par fa propre expérience, que cet art lui avoit au
moins fervi à prolonger fa vie. A l'âge de
quatre-vingt ans, où il étoit fi épuifé qu'il
n'avoit plus que la peau & les os, il trouva
le moyen, par cet art, qui confiftoit uniquement dans un régime particulier, de vivre
encore long-temps; & il ne mourut que d'é-
tifie & de langueur. „ *Galien* rapporte encore
„ que ceux qui ne font point naturellement
„ d'une complexion délicate, peuvent, par
„ le fecours de ce même art, parvenir à l'âge
„ le plus avancé dans une entière liberté de
„ leurs fens, & même exempts de toute ma-
„ ladie & de toute douleur. Quoique je
„ fois, ajoute-t-il, naturellement mal-fain,
„ que ma profeffion ne m'ait pas permis de
„ vivre toujours d'un régime uniforme, de-
„ puis l'âge de vingt-huit ans que j'ai mis
„ cet art en ufage, je n'ai eu aucune mala-
„ die, ou tout au plus quelque fièvre éphé-
„ mère, qui ne venoit que de fatigue.

Ceux qui vivent de régime, non feulement parviennent à l'âge le plus avancé exempts de maladies & de douleurs, ils n'en reſſentent pas même à la mort; ils ne meurent que par une fimple diſſolution, ou de pur épuiſement d'humide radical, comme une lampe qui ne s'éteint que faute d'huile. Une lampe s'éteint, ou d'un fouffle, ou avec de l'eau, ou manque d'alimens; la vie de l'homme eſt comme une lampe qui peut s'éteindre, ou par une violence étrangère, ou par une abondance de mauvaiſes humeurs, ou par un pur épuiſement de l'humide radical. La chaleur naturelle même n'eſt que trop capable de s'épuiſer par fucceſſion de temps, & c'eſt ce qui fe fait par l'infenfible tranſpiration, à peu près comme de l'eau ou de l'huile par le moyen du feu. Dans les première & feconde manières, il fe fait une grande révolution dans la nature. Il n'eſt donc pas poſſible que, pour peu que cela dure, on n'en reſſente de grandes douleurs; comment le tempérament pourroit-il réfifter à des effets qui lui font fi contraires? C'eſt donc alors avec violence que l'ame fe dégage des liens du corps? Mais de la troifième manière, on ne reſſent aucunes douleurs, ou l'on n'eu reſsent que de très-légères. Le tempérament se détruit lui-même d'une manière insensible. L'humide radical & la chaleur naturelle, les deux premiers principes de la vie, se consument peu à peu. A mesure que diminue cet humide radical, la chaleur diminue aussi, & dès que l'un est consumé, l'autre s'éteint comme une lampe. C'est de cette manière que meurent presque tous ceux qui vivent de régime, à moins que ce ne soit de mort violente. Ils se préservent, par la diète, de tout ce qui pourroit détruire avec violence leur humide radical, ou étouffer leur chaleur naturelle. Rien ne les empêche donc de vivre, jusqu'à ce que ces deux premiers principes de la vie soient consumés. L'homme mourroit de la même manière, si Dieu cessoit de conserver l'un avec l'autre.

Le cinquième avantage de la vie sobre est de rendre le corps léger, agile, libre dans toutes ses fonctions, & dans tous ses mouvemens. La pesanteur, l'accablement, la lenteur dans les opérations naturelles, ne viennent que d'humeurs qui s'emparent des jointures, & les affoiblissent par excès. On les évite par le moyen de la diète: il se fait une bonne digestion ; il s'en forme un sang pur, & par conséquent des esprits aussi purs que ce sang, & qui donnent au corps tout ce qu'il peut avoir de vigueur & d'agilité.

Chapitre VII.

Que la vie sobre donne de la vigueur aux sens.

Nous avons rapporté cinq sortes d'avantages de la sobriété par rapport au corps : voyons préfentement ceux qui fe rapportent à l'efprit. Ils peuvent de même fe réduire à cinq fortes.

La vie fobre donne de la vigueur à l'efprit, dès qu'elle en donne aux fens extérieurs. La vue s'affoiblit avec l'âge ; des humeurs fuperflues & des vapeurs s'emparent des nerfs optiques, & ne permettent pas aux efprits d'y avoir un cours entièrement libre. La vie fobre prévient un tel inconvénient ; on y remédie de beaucoup par l'abftinence des chofes trop graffes, des vins trop forts & trop fumeux (1), de cidre trop épais, ou de boiffons compofées d'herbes aromatiques.

______

(1) Il ne s'enfuit pas que le cidre foit plus fain, quand il eft fait avec plus d'eau que ce qu'il en faut pour le faire ; l'expérience prouve le contraire. Cette épaiffeur dépend de la qualité du fruit. D'ailleurs, fi on le trouve trop fort, on y peut mettre de l'eau, mais feulement quand on en veut boire.

La furdité ne vient non plus que d'une abondance de mauvaifes humeurs. On y peut remédier par le moyen de certains remèdes, à moins que le mal ne foit invétéré & trop enraciné: mais la vie fobre en eft le préfervatif.

Le goût ne fe gâte que lorfque fon organe eft rempli d'humeurs, ou bilieufes, ou acides, ou falées & qui font que tout ce qu'on prend, paroît ou amer ou acide, ou falé.

La diète fait trouver plus de goût & même plus de plaifir aux alimens communs & au pain fec, que les intempérans n'en trouvent aux mets les plus délicats & les mieux aflaifonnés. Dès que l'on s'eft purgé de ces mauvaifes humeurs qui gâtoient l'eftomac & qui caufoient du dégoût, l'appétit revient, & fait que l'on trouve dans les alimens, le vrai goût & le vrai plaifir que l'on doit y trouver. C'eft par le même moyen que l'on conferve les autres fens.

Ce n'eft pas qu'un grand âge ne foit tout feul que trop capable d'affoiblir la vigueur des fens, principalement de la vue & de l'ouïe, il s'en faut peu même qu'il ne les détruife entièrement. La bonne conftitution

des organes, auffi bien que des autres parties, fe détruit peu à peu, à mefure que l'humide radical & la chaleur naturelle fe con-
fument. Les fenfations ne font plus fi vives,
les conduits & les pores font remplis d'une
pituite froide, qui eft un fort grand obftacle aux opérations de l'ame. Un grand âge
rend fujet à quantité de crudité. La vieilleffe n'eft que froideur & féchereffe de tempérament, caufées par l'épuifement de l'humide radical & de la chaleur naturelle, &
néceffairement fuivies d'une abondance de
pituite froide répandue par-tout le corps.

CHAPITRE VIII.

Que la vie sobre adoucit les passions.

LE second avantage de la vie sobre, par rapport à l'ame, est de réprimer & d'affoiblir ses inclinations ou ses passions. Cela seul ne rendroit-il pas cette manière de vivre estimable? Est-il rien de plus honteux que d'être l'esclave & le jouet de sa colère, de son intempérance, de toutes les saillies, de tous les emportemens de son imagination ; que de se répandre d'une impétuosité aveugle dans une infâme crapule , & dans d'autres excès encore bien plus infâmes? Est-il rien de plus indigne que des excès si contraires à la vertu, si nuisibles à la santé, & même si incompatibles avec l'honneur du monde? La vie sobre remédie aisément à ces maux : elle ôte une partie des humeurs qui les causent, & elle corrige l'autre. Les Médecins, les Philosophes, & l'expérience nous apprennent tous les jours que les humeurs sont en partie la cause de telles passions.

Ceux qui sont trop chargés ou de bile ou d'humeurs bilieuses, sont ordinairement emportés & impétueux ; ceux qui le sont d'hu-

meurs mélancoliques, font à la première occafion accablés de triftefîe, ou faifis de crainte. Si ces humeurs s'enflamment dans le cerveau, elles caufent la phrénéfie & la folie.
S'il s'attache quelque humeur acide aux membranes de l'eftomac, elle caufe une faim continuelle, & fait que l'on dévore plutôt que l'on
ne mange. Si le fang eft trop abondant, ou
trop bouillant, on en reffent, d'une manière
plus vive, les pointes de la concupifcence,
principalement à l'occafion des objets qui ne
font que trop capables de l'irriter. La raifon
en eft, que l'efprit eft fouvent la dupe de l'i-
magination : & les images qu'elle fe forme
font prefque toujours conformes à la difpofition du corps & aux humeurs qui y domi-
nent. Les fonges des bilieux font de feux,
d'incendies, de guerres, de meurtres : ceux
des mélancoliques, de ténèbres, d'enterre-
mens, de fépulcres, de fpectres, de fuites,
de fofles, de toutes chofes triftes : ceux des
pituiteux, de lacs, de fleuves d'inondations,
de naufrages : ceux des fanguins, de vols
d'oifeaux, de courfes, de feftins, de concerts, de chofes même que l'on n'ofe nommer. Les fonges ne font que des impreffions
de l'imagination, quand les autres fens font

affoupis. L'imagination repréfente d'ordinaire, même pendant que l'on veille, des images qui ont rapport aux humeurs qui domi-
nent, principalement à l'occafion du premier
objet qui fe préfente, avant que la raifon
règle l'impreffion qu'il eft capable de faire
fur l'ame. C'eft donc l'excès de ces humeurs
qui caufe tant de défordres. Comme la bile
eft une humeur très-âcre & très-contraire à
la nature, elle repréfente à l'imagination,
comme quelque chofe de préjudiciable, quoi
que ce foit qui puiffe déplaire dans les dif-
cours ou dans les actions des autres. Et comme cette humeur eft ardente & impétueufe,
l'impreffion qu'elle fait eft vive & forte : on
veut repouffer promptement ce qui fait de
la peine, & s'en venger au plutôt. L'humeur
mélancolique eft pefante, froide, fèche, af-
foupiffante, acide, noire, de nature à ref-
ferrer le cœur : elle eft caufe que l'on fe
forme de tout, des idées fâcheufes, triftes,
fombres ; & comme elle eft froide, pefante,
d'une nature contraire à la bile, elle n'infpire que la crainte, la fuite, la lenteur. La
pituite eft humide & froide ; c'eft ce qui rend
l'imagination tardive, languiffante, fans vigueur, fans vivacité, fans gaieté. La bile

rend donc un homme téméraire, audacieux, de mauvaise humeur, sujet à se fâcher de tout, querelleur, impétueux, toujours prêt à jurer, à faire des imprécations, à crier, à tempêter. C'est l'origine de tant de querelles, de batteries, de meurtres parmi les hommes. Ceux même de ces désordres que l'on attribue à l'ivresse, ne viennent d'ordinaire que d'une bile, dont le vin ne fait qu'augmenter & enflammer la fureur. La mélancolie rend les hommes tristes, pusillanimes, craintifs, ennemis de la société, rêveurs, sujets même au désespoir. Et comme la bile tant soit peu échauffée, empêche l'esprit de juger sainement, la mélancolie envoye presque toujours des vapeurs noires au cœur & à la tête. La pituite rend les hommes lents, languissans, assoupis, craintifs, sujets à l'oubli, enfin peu propres aux grandes choses. Quoique cette humeur ne soit pas un si grand obstacle aux fonctions corporelles que la bile & la mélancolie, c'en est un des plus grands aux fonctions de l'ame. La froideur de cette humeur affoiblit la vigueur des esprits, & humecte par excès le cerveau & les conduits de ces mêmes esprits.

La vie sobre remédie à la plupart de ces
maux;

maux ; elle diminue peu à peu les mauvaifes humeurs : Ce n'est pas que la nature ,
principalement aidée de certains remèdes ,
ne puisse beaucoup y contribuer. Enfin le
tempérament du corps ne se rétablit que lorfque le sang est pur & tempéré. La vie sobre
rend les hommes affables, doux, complai-
fans , de belle humeur , de bon commerce ,
modérés en toutes chofes. Un suc naturellement doux rend les inclinations & les humeurs auffi douces ; & un mauvais suc, tel
que la bile & la mélancolie, principalement fi
elle est trop abondante , rend les mœurs &
les inclinations infupportables. Et ce qui mérite d'être remarqué , c'est que fi les mauvaifes humeurs irritent les paffions, & même
les font naître , les paffions à leur tour , par
une certaine convenance, enflamment & fortifient ces mauvaifes humeurs , qui , enflammées & fortifiées, augmentent encore de nouveau , & fortifient ces mêmes paffions. C'est
ce qui paroît dans ceux en qui la bile domine :
dès que la moindre chofe qui les choque
fe préfente à leur imagination remplie de
vapeurs bilieufes, ils s'emportent. Ce tempérament irrite les efprits & la bile : cette
bile irritée repréfente à leur imagination

d'une manière plus vive & plus forte, l'injure qu'ils croyent avoir reçue : elle leur paroît alors bien plus grande qu'auparavant ; & par là, cet emportement même s'augmente & se fortifie. Aussi passe-t-on quelquefois de la colère à la fureur, pour peu que l'on s'entretienne de l'idée de cette injure. Il ne faut donc point faire d'attention aux injures qu'on a reçues. Ce seroit un bien pour le corps, aussi bien que pour l'ame. L'humeur mélancolique ne feroit toute seule que trop capable de faire imaginer des choses tristes. La tristesse resserre le cœur ; souvent même elle pousse au désespoir, & à de terribles extrémités.

CHAPITRE IX.

Que la vie sobre conserve la mémoire.

LE troisième avantage de la vie sobre par rapport à l'ame, est de conserver la mémoire. L'humeur froide qui s'empare du cerveau, surtout lorsqu'on vit d'une vie intempérante, ou qu'on est avancé en âge, fait d'ordinaire beaucoup de tort à la mémoire. Cette humeur cause des obstructions dans les conduits les plus serrés des esprits ; elle assoupit ces esprits eux-mêmes. Les idées en sont plus lentes, plus languissantes, plus sujettes à s'évanouir. Souvent au milieu du discours elles s'évanouissent tellement, qu'on ne sait plus ce qu'on vient de dire, ou de quoi l'on vient de parler ; on demande à la Compagnie sur quoi l'on en étoit. C'est ce qui peut arriver de trois manières : Premièrement, lorsqu'une humeur pituiteuse intercepte tout à coup ce qu'elle trouve en son chemin d'esprits dont l'imagination se sert pour toutes ses opérations ; cette interception fait cesser l'idée de la chose conçue, & par conséquent en fait cesser le souvenir. Secondement, lorsque

D ij

les idées ont été languiſſantes, & qu'on n'y
a point réfléchi; & l'idée de quoi que ce
ſoit, qui n'eſt point ſuivie de réflexion, ne
peut laiſſer de veſtige capable d'en conſerver le ſouvenir. Troiſièmement, le défaut
de mémoire peut venir de la part des eſprits. Quoique le veſtige ſoit en quelque
manière ſuffiſant, il arrive ſouvent que les
eſprits ſont, ou épuiſés, ou impurs, ou aſ-
ſoupis, ou trop vifs, nous ne pouvons nous
ſervir ſuffiſamment de ce veſtige pour rappeler nos idées. Il arrive même quelquefois
qu'on perd entièrement la mémoire, lorſqu'une trop grande quantité de pituite froide
cauſe des obſtructions dans les conduits du
cerveau les plus étroits, en aſſoupit les eſprits, humecte & refroidit par excès toute
la ſubſtance du cerveau.

On peut aiſément ſe préſerver ou ſe guérir
de tous ces maux par un genre de vie ſobre
& convenable; mais il faut ſurtout s'abſtenir de toute boiſſon trop forte & trop
fumeuſe, ou n'en prendre que très-peu. Quoique le vin ſoit naturellement chaud, cependant ſi l'on en boit ſouvent avec excès,
il engendre des maladies froides, des fluxions,
des toux, des rhumes, la goutte, l'apoplexie,

la paralyfie. La tête fe remplit de vapeurs;
ces vapeurs s'y condenfent en une pituite
froide qui caufe tous ces maux. Il faut s'abftenir même de tout aliment trop humide,
& vivre le plus qu'il fe peut de chofes sè-
ches de leur nature, pour prévenir, ou
diffiper les humeurs fuperflues, & les obftructions qui en naiffent, pour dégager les
conduits des efprits, & rendre ces efprits
plus fubtils & plus propres aux opérations
de l'ame (1). Le cerveau reprend par là
fon tempérament naturel, & en devient plus
propre lui-même aux opérations de la mémoire & de l'imagination.

---

(1) Cela ne regarde que ceux qui font d'un tempérament trop humide.

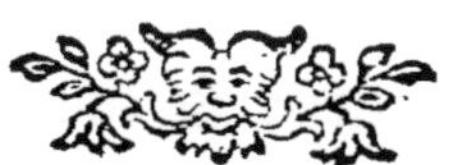

CHAPITRE X.

Que la sobriété donne de la vigueur à l'esprit.

LE quatrième avantage de la vie sobre, est de donner de la vigueur à l'esprit pour ses opérations naturelles ou surnaturelles. Ceux qui vivent dans l'abstinence, sont vigilans, circonspects, prévoyans, de bon conseil, d'un jugement droit. S'agit-il de sciences, même les plus abstraites? ils n'ont pas de peine à y exceller. S'agit-il de prière, de méditation, de contemplation? ils s'en acquittent sans répugnance avec beaucoup de facilité & de plaisir. Quelque tempérans que fussent les anciens Pères, ils n'en étoient pas moins dans une continuelle vigueur d'esprit; ils n'en passoient pas moins les nuits entières dans la prière, dans la méditation des choses divines; & leur ame y trouvoit une si grande consolation, que dans ces momens de silence, ils croyoient jouir de cette félicité qui les attendoit dans le céleste séjour. Ils ne s'appercevoient point de la durée du temps. C'est principalement par la frugalité de leur vie qu'ils sont parvenus à une si parfaite santé. La vie sobre est la voie la plus sûre pour parvenir au comble de la sagesse & des vertus chrétiennes. On ne peut même, sans le secours de la sobriété, faire de grands progrès dans les sciences, ni à plus forte raison des découvertes, dont on puisse faire part à ses contemporains. La tempérance est donc avantageuse, & par rapport aux choses humaines, & par rapport aux choses divines. La sobriété, dit *Cassien*, est comme la base & le fondement de toutes ces choses. Tous les Saints qui ont voulu bâtir la tour sublime de la perfection chrétienne, ont commencé par cette vertu.

C'est ce qui ne laisse pas d'être vrai, quoique la foi soit le fondement de toutes les autres vertus, & par conséquent de tout édifice spirituel. La foi est bien le fondement intérieur & le premier principe sur qui toutes les autres vertus sont immédiatement appuyées; mais l'abstinence est le fondement extérieur, & qui sert à seconder l'autre. Elle éloigne les obstacles à l'usage de la foi, & aux opérations de l'entendement; & comme l'abstinence écarte ce qui les rend difficiles, désagréables, pénibles, elle leur donne lieu en même temps d'être nettes, faciles, agréables. Tout progrès spirituel dépend premièrement de l'usage de l'esprit, & de la foi qui y réside. Nous ne pouvons ni aimer quelque bien que ce soit, ni haïr quelque mal que ce puisse être, que l'entendement ne nous le représente comme digne d'amour ou de haine. Ceux qui ont reçu de Dieu le don de ne jamais perdre de vue les choses célestes & divines, comme l'ont reçu les Apôtres, & plusieurs hommes apostoliques, n'auront pas de peine à mépriser toutes les choses terrestres, s'élever à un sublime dégré de sainteté & de mérite, & enfin à obtenir dans le Ciel la couronne de gloire. La volonté se conforme sans peine au jugement de l'intelligence, quand l'intelligence lui propose un objet, non en passant, mais d'une manière vive & continuelle. C'est ce qui fait voir clairement que ce qui est un obstacle aux opérations de l'esprit, ou qui les obscurcit, ou qui les rend difficiles ou pénibles, est cause, la plupart du temps, qu'on ne parvient à un éminent dégré de perfection, ni en science, ni en piété, ni en sainteté de vie ; & que ce qui rend les opérations de l'esprit aisées, libres, nettes, agréables,

rend l'homme propre à s'appliquer aifément,
& avec plaifir, aux chofes fpirituelles, & le
rend capable d'atteindre à un dégré éminent
de fageffe & de fainteté.

Si donc la fobriété facilite les actions de
l'efprit, & les rend agréables, c'eft avec raifon qu'on la nomme le fecond fondement de
la fageffe, & de tout progrès fpirituel. On a
fait voir plus haut de quelle manière cela fe
fait.

Quelles font les chofes qui empêchent la
fpéculation, ou du moins qui la rendent difficile? Une trop grande humidité de cerveau;
une abondance de fumées & de vapeurs noires; une obftruction des organes, dont l'efprit même dépend, dans quelques-unes de fes
opérations; une trop grande quantité de fang,
ou de bile trop recuite, qui envoyent à la
tête des vapeurs mélancoliques qui s'emparent du cerveau. La vie fobre prévient tous
ces inconvéniens; elle les furmonte même &
les corrige peu à peu avec le fecours de
quelques remèdes, s'il en eft befoin, furtout
dès le commencement, & avant que le mal
foit invétéré. Mais fi la pituite ou la mélancolie fe font emparées du cerveau, elles con-
duifent à la folie, ou du moins à la ftupidité;

D v

de tels maux font incurables. La vie fobre nous rend propres à la fpéculation ; comme le fang en eft plus pur, les efprits en font plus tempérés, & fi l'intempérance a rendu le cerveau trop humide, ou trop froid, ou trop fec, ou trop chaud, la diète le rétablit peu à peu dans l'état où il doit être.

Cet avantage de la vie fobre eft extrême-ment eftimable. Qu'y a-t-il de plus à fou-haiter pour un Chrétien, & principalement pour un Religieux, que d'avoir, dans l'âge même le plus avancé, un efprit fain ; que d'être de bonne humeur ; que de fe fentir dans une entière liberté, pour toutes fes fonctions? Eft-il rien de plus agréable, & de plus avantageux à l'ame? Alors l'expérience d'un long âge fait connoître plus clairement que le Monde n'a rien que de vain, de vil, de méprifable. Nous avons, & plus de dé-goût pour les chofes de la terre, & plus de goût pour celles du Ciel. Nous ne perdons point de vue les chofes à venir, & qui font à tout moment fur le point d'arriver. Pour nous y préparer dignement, tout ce que nous avons de connoiffances acquifes depuis l'ufage de la raifon, nous eft d'un grand fecours, & nous en recueillons les agréables fruits.

Après avoir calmé les paffions de notre ame
& leurs troubles, nous pourrons nous appliquer avec beaucoup de plaifir & de facilité
à la prière, à la méditation des chofes divines, à la lecture de l'Écriture fainte & des
Pères de l'Églife ; repaffer continuellement
quelque chofe de pieux dans notre efprit ; y
rappeler, felon la coutume des SS. Pères, quelque Sentence émanée de la bouche de Dieu
même ; réciter dignement les prières cano-
niques ; offrir le faint Sacrifice de nos Autels
avec beaucoup de refpect & de piété. On ne
fauroit dire avec quelle prodigieufe facilité,
quel plaifir, quelle confolation d'efprit, ceux
qui font fobres ont coutume , nonobftant
même leur grand âge, de s'acquitter de toutes
ces fonctions, & de quel mérite elles font pour
le Ciel.

Tel eft mon principal motif dans cet écrit.
Je ne propofe à ceux qui ont de la piété, &
principalement aux Religieux, les avantages
d'un auffi grand bien que celui de vivre long-
temps en fanté, que comme un moyen de
fervir Dieu avec plus de facilité & de joie ;
de fe rendre l'efprit plus propre à recevoir
les infpirations & les lumières divines, & pour
leur donner lieu par là de s'amaffer de grands

tréfors de bonnes œuvres. Qu'y a-t-il de plus
inutile & de plus méprifable qu'une vie plus
conforme au Monde qu'à Dieu, & où l'on
ne fuit que la vanité, l'ambition & le plaifir?
Mais qu'y a-t-il au contraire de plus utile
& de plus eftimable que de vivre long-temps,
lorfqu'on ne vit que pour Dieu? La vie fobre
a la vertu de rendre l'efprit & le corps propres à remplir leurs devoirs à l'égard de Dieu
& du Monde. Mais la piété, qui confifte dans
la feule envie de plaire à Dieu, doit être le
principal motif de la fobriété. Le feul plaifir
d'une fi digne vie ne devroit-il pas fuffire
pour nous y engager, en attendant Celui, dont
le prix eft infini, auffi bien que la durée.

CHAPITRE XI.

Que la vie sobre émousse les pointes de la concupiscence, & qu'elle en éteint même les feux.

LE cinquième avantage de la vie sobre est de modérer l'impétuosité de la concupiscence, de surmonter les tentations de la chair, & de procurer un grand calme & à l'ame & au corps. C'est ce qui a fait dire à un certain Auteur, que, *fans Cérès & fans Bacchus, Vénus ne fait que languir.* Tous ceux même qui se sont signalés par leur sainteté, se sont servis de la tempérence, comme d'un remède contre les atteintes de la concupiscence.

Après la grâce de Dieu, c'est le remède le plus efficace contre un tel mal. La sobriété en souftrait la matière, la cause mouvante & la cause excitante. J'en nomme la matière, l'abondance de celle dont les enfans font formés dans le sein de leur mère ; la cause mouvante, l'abondance des esprits qui mettent cette matière en mouvement ; la cause excitante, les images des choses que la pudeur ne permet pas de nommer. Ces images excitent premièrement l'ardeur de la concupiscence : elles pouſſent auſſi-tôt les eſprits à mettre en mouvement ce qui en eſt la matière ; & cette impreſſion devient ſi vive, que ſi la volonté ne la réprime, le mal s'accomplit entièrement. Le principal combat que le Chrétien ait à ſoutenir, ſurtout à la fleur de l'âge, & tant que la nature eſt encore dans toute ſa vigueur, conſiſte à faire tous ſes efforts pour vaincre cette concupiſcence.

La ſobriété en ſouſtrait donc la matière & la cauſe mouvante. S'il y a trop de cette matière dont on vient de parler, la vie ſobre en diminue peu à peu la quantité & la chaleur ; elle diminue de même la chaleur & la quantité des eſprits, par une abſtinence d'alimens trop chauds & trop venteux, & de vin, ou de cidre trop fort, juſqu'à ce qu'on en ſoit venu à une juſte médiocrité. Et quand cette matière & les eſprits capables de la mettre en mouvement ſont tempérés, les images dangereuſes ceſſent d'elles-mêmes de ſe préſenter ; ou ſi elles ſe préſentent encore, nous les chaſſons aiſément ; à moins que Dieu ne permette que le démon nous les fuggère, afin de nous humilier. Ceux qui vivent fobrement, font la plupart exempts de ces fortes d'imaginations & de tentations, ou n'en font que fort rarement tourmentés. La fobriété les empêche aifément de naître. Elle ne permet de manger ou de boire que ce qu'il faut pour nourrir le corps. La quantité des alimens ne doit pas fe mefurer fur l'appétit, qui n'eft capable que de féduire, mais fur la raifon, qui ne confidère là deffus que ce qui convient au corps & à l'efprit.

Si l'appétit n'eft capable que de féduire, c'eft pour les quatre raifons que nous en avons fait voir plus haut, & que nous pouvons réduire à deux. La première eft, que c'eft pour la confervation de chaque animal particulier, & même de fon efpèce, que la Nature a donné l'appétit à l'homme, & l'inftinct aux autres animaux, pour le boire & le manger. La raifon apprend donc à ceux qui veulent vivre avec chafteté & exempts des aiguillons de la concupifcence, à ne fuivre leur appétit qu'autant qu'il faut pour foutenir le corps. Si l'on s'en tient là précifément, il n'y aura point trop de cette matière, dont on vient de parler, & encore moins d'aiguillons de la concupifcence. Cette matière eft le fuperflu des alimens. Dès qu'on n'en prend donc que ce qu'il en faut pour la nourriture, il n'y a plus, ou prefque plus de fuperflu. Ce qui prouve d'ailleurs qu'on n'eft que trop fouvent la dupe de fon appétit, c'eft que fouvent on défire bien plus qu'il ne convient au foutien du corps, & à fa propagation. Ce défir vient d'une mauvaife difpofition de l'eftomac, comme dans la faim canine, & lorfqu'il s'eft attaché aux membranes de l'eftomac quelqu'humeur mélancolique, ou à caufe des différentes manières d'affaifonner les viandes, qui continuellement réveillent le goût, & irritent l'intempérance, & par leur variété, & par leur différente faveur. Tous ceux donc qui veulent vivre d'une vie fobre & chafte, tous ceux même qui ont foin de leur fanté, ne peuvent éviter avec trop de foin une telle diverfité de viandes & d'affaifonnemens. C'eft ce qu'enfeignent tous les Médecins, comme nous l'avons dit plus haut.

On peut voir clairement par toutes ces chofes, que pour dompter la concupifcence, la vie fobre a beaucoup plus de force que les

mortifications du corps, les cilices, les hai-
res, les difciplines, le travail des mains. Ces
chofes ne nous mortifient que fuperficielle-
ment; elles ne vont point jufqu'à la caufe
du mal, qui eft caché au dedans. L'abftinence
ramène le tempérament à une jufte médiocrité. Ce qu'on vient de dire mérite bien
qu'on y faffe quelqu'attention.

Nous avons traité jufqu'ici des avantages
de la fobriété, & nous pourrions les prouver
par tout ce que les SS. Pères en ont dit. Mais
pour abréger, je ne citerai à ce fujet que
faint Chryfoftôme. " Le jeûne, dit-il, nous
„ rend en quelque manière tout fpirituels,
„ comme de pures intelligences; il nous
„ donne du mépris pour les chofes préfen-
„ tes; c'eft une école de prières; il fert de
„ nourriture à l'ame, de frein à la langue
„ & aux lèvres, d'adouciffement à la con-
„ cupifcence; il appaife la colère; il calme
„ les fougues de la nature; il réveille la rai-
„ fon; il rend les idées nettes & vives; il
„ rend le corps difpos; il préferve des illu-
„ fions de la nuit; il guérit les maux de tê-
„ te; il rend la vue claire & diftinête. Ceux
„ qui jeûnent ont un air fage & grave, une
„ langue libre & dégagée; ils penfent juf-

„ te, &c. „. Voyez encore ce que dit ailleurs ce même Père. On peut lire quantité de choses semblables dans *S. Basile*, *S. Ambroise*, *S. Cyprien* & plusieurs autres.

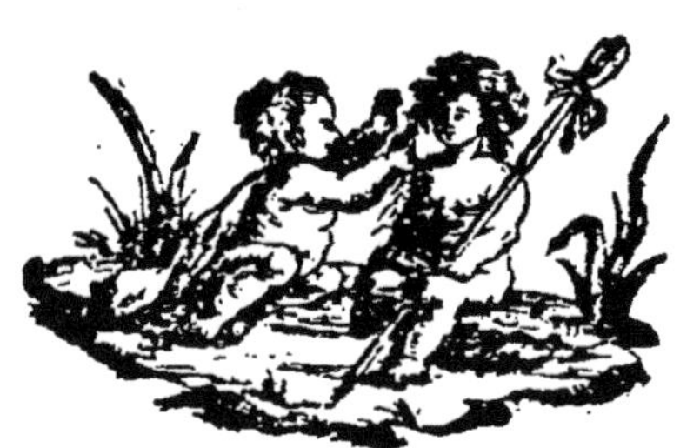

CHAPITRE XII.

Que la vie sobre n'a rien de fâcheux, & que l'intempérance cause de très-grands maux.

MAIS, dira-t-on, c'est quelque chose de bien incommode qu'une telle frugalité de vie, qui oblige de rester toujours sur son appétit. Ne seroit-il pas plus avantageux de vivre moins, que de vivre d'une telle manière ? Et ne pourroit-on point appliquer à ceci cette répartie d'un homme qui ne vouloit pas qu'on lui coupât la jambe. *La vie, dit-il, n'est pas digne d'être achetée au prix d'une si grande douleur.*

Il faut convenir que d'abord il y a quelque sorte de peine à cause d'une habitude contraire, & que la capacité de l'estomac est plus grande. Mais cette peine diminue peu à peu, & à la fin elle ne subsiste plus. Il ne faut pas passer tout d'un coup d'un excès à l'autre, mais retrancher chaque jour quelque chose, jusqu'à ce qu'on en soit venu à une juste mesure, comme *Hyppocrate* l'enseigne souvent. Par là, l'estomac se resserre peu à peu & sans peine, & n'a plus cette avidité qù'il avoit auparavant. Dès que l'estomac est réduit à une juste capacité, il n'y a plus rien de fâcheux dans la vie sobre. Cette quantité, quelque juste qu'elle paroisse, répond parfaitement aux forces de cette capacité nouvelle. La plupart de ceux qui font accoutumés à déjeûner, & qui ont de la peine à s'en passer au commencement du Carême, s'en passent ensuite sans peine. Plusieurs même se trouvent si bien de ne point déjeûner, qu'ils voudroient ne déjeûner jamais. D'autres éprouvent la même chose quand ils ne soupent pas. De même, pour peu d'usage que l'on ait de s'abstenir de certains alimens, surtout peu salutaires, on s'en abstient sans peine, quelque goût même qu'on y eut auparavant. Il est donc faux qu'il y ait tant de peine à rester sur son appétit. Mais quand même cela seroit, ce qui cependant n'est pas, une telle peine ne seroit-elle pas assez dignement compensée? La tempérance chasse les maladies; elle rend le corps agile, sain, pur, exempt de toute mauvaise odeur. La vie sobre fait vivre long-temps; elle rend le sommeil doux & tranquille; elle fait trouver agréables les mets les plus communs; elle donne de la vigueur aux fens & à la mémoire, de la pénétration & de la netteté à l'efprit; elle le rend même capable de recevoir les lumières divines; elle calme les paffions; elle bannit la colère & la trifteffe; elle abat l'impétuofité de la concupifcence; elle remplit l'ame & le corps d'une infinité de biens; elle produit même une fage gaieté; enfin, une telle vertu eft comme l'ame de toutes les autres.

L'intempérance tout au contraire fait acheter bien cher ce plaifir fi court & fi borné, qu'elle caufe dans le boire & le manger. Elle charge l'eftomac; elle caufe une infinité de maux; elle rend le corps fale, de mauvaife odeur, dégoûtant, plein de pituite & d'excrémens; elle enflamme la concupifcence; elle rend l'ame efclave des fens; elle affoiblit les fenfations; elle altère la mémoire; elle rend les idées obfcures; elle rend l'efprit & le cœur pefans & peu propres, l'un aux fciences, l'autre à la prière. On en a, fans doute, & moins de lumières, & moins de piété. Quelle étrange forte de bien eft-ce donc que ce qui caufe tant de maux? Le plaifir du boire & du manger ne dure que quelques momens; on ne le reffent que pendant que l'on mange, &

qu'on boit, & que ce que l'on boit ou ce qu'on mange paſſe dans l'eſtomac. Qu'un tel plaiſir eſt de ſoi-même, & vil & mépriſable! Nous l'avons de commun avec les bêtes, & il ne flatte que quelques parties du corps, la langue, le palais, le goſier. C'eſt cependant pour un tel plaiſir que l'on ſouffre tous les maux qui en ſont une ſuite néceſſaire. La ſeule crainte de ſe priver d'un plaiſir ſi funeſte fait toute la difficulté de vivre ſobrement. S'il n'y avoit aucun plaiſir à boire & à manger, il n'y auroit aucune peine à n'y point paſſer les bornes du ſimple néceſſaire. Ce plaiſir, encore une fois, tout vil & tout borné qu'il eſt, eſt le ſeul prétendu bien qui ſe trouve dans l'intempérance. Quelle indignité n'eſt-ce donc point à l'homme de ſe rendre l'eſclave d'un ſi mépriſable plaiſir, & de l'acheter au prix même de ſa ſanté.

Si les perſonnes ſages, ſurtout les gens d'Egliſe, & qui ſont conſacrés aux ſeules choſes ſpirituelles & divines, examinent avec ſoin ce que l'on vient de dire, & qu'ils ne ſe contentent pas d'un examen ſtérile, il eſt impoſſible qu'ils ne trouvent plus de plaiſir & de facilité à vivre d'une vie ſobre que d'une vie intempérante. Nous rougirons

de la foibleſſe de notre ame de s'être rendue
l'eſclave de ſes ſens. Comment peut-elle
s'aſſujettir à un ſi dur empire, & d'une manière ſi ſervile! Comment ne pouvoir réſiſter
à des charmes auſſi bornés que méprifables!
Qu'y a-t-il de plus honteux que d'être l'eſclave de ſa bouche! Qu'y a-t-il de plus
infenſé que de renoncer à tous les biens de
l'eſprit & du corps, que nous apporte la
ſainte ſobriété, pour un auſſi petit plaiſir
que celui du boire & du manger, & que
de s'expofer à toutes les incommodités &
à tous les maux dont l'intempérance nous
accable! Miférable ſort des Mortels, d'être
ſujets à quelque choſe de ſi vain & de ſi
frivole, aux ténèbres d'un tel aveuglement,
& à de telles erreurs; & que leur eſprit ſoit le
jouet d'un bien qui n'eſt qu'imaginaire, non
plus que ceux dont on ne jouit qu'en ſonge!

Nous nous contenterons de ce que nous
venons de dire de la ſobriété, comme la
voie la plus ſûre & la plus aiſée pour parvenir à la ſanté du corps, & à la vigueur
de l'eſprit, pour les conferver même dans
l'âge le plus avancé, & pour procurer à
l'eſprit & au corps des biens très-grands
& très-convenables à chacun. Je prie Dieu

de toutes mes forces que cet écrit leur soit
salutaire. Je le finirai par ce passage de *S.
Paul* : „ Mes Frères, soyez sobres & vigi-
„ lans ; le diable, votre ennemi, tourne sans
„ cesse autour de vous, comme un lion
„ rugissant. Il ne cherche qu'à vous dévorer;
„ fortifiez-vous dans la foi, pour pouvoir
„ lui résister „. La vie sobre est donc d'un
grand secours, non seulement pour surmonter
tous les vices, mais encore pour s'élever au
comble de toutes les vertus.

Fin du Traité de Lessius.

DE LA VIE
SOBRE ET RÉGLÉE,

Traduit de l'italien de Louis CORNARO,
Noble Vénitien.

NOUVELLE ÉDITION,

Augmentée de la manière de corriger un mauvais tempérament ; de jouir d'une félicité parfaite jusqu'à l'âge le plus avancé, & de ne mourir que par la consommation de l'humide radical usé par une extrême vieillesse.

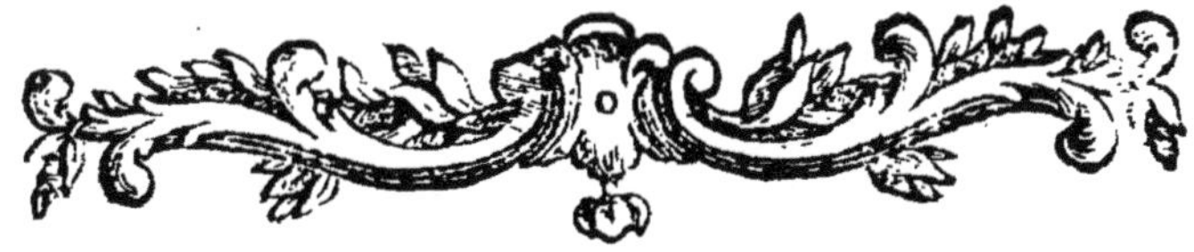

AVERTISSEMENT.

JE crois faire un préſent utile au Public, en lui donnant quatre Diſcours d'un illuſtre Vieillard, dont la poſtérité tient un rang conſidérable à Veniſe. Cardan, Bacon, & M. de Thou parlent de *Louis Cornaro*, & du régime qui, malgré ſa foible conſtitution, le fit parvenir à une extrême vieilleſſe. Il y a peu de Nations en Europe qui n'ayent ce petit Livre en leur Langue. Nous en avons un, imprimé à Paris en 1647 ; mais outre qu'il n'eſt pas complet, le ſtyle en eſt ſi dur, & les exemplaires ſi rares,

E ij

qu'on n'a pu refuſer une traduction nouvelle au mérite de l'original. Elle dóit
être bien reçue par tous ceux qui aiment la vie ; & ſi ſes maximes paroiſſent
bizarres à ceux qui n'aiment que le plaiſir, la lecture de cet Ouvrage ne laiſſera pas de les amuſer agréablement.

Il eſt à remarquer, comme une choſe
digne d'admiration, que ce bon Vieillard écrivit ſon premier Traité à l'âge
de 83 ans, le ſecond à 86, le troiſième à
91, & le quatrième à 95. On ne trouva
pas moins de bon ſens, de force & de
netteté dans le quatrième que dans le
premier de ſes Diſcours. Au reſte, il
n'eſt pas ſurprenant, qu'attribuant à la
Sobriété un eſprit ſain & un corps ſans
infirmité dans un âge où ces avantages
ſont rares, & qu'il poſſéda néanmoins

juſqu'à l'âge de cent ans, il ait voulu ſe donner pour exemple de l'utilité de la vie réglée.

Toutefois il faut être attentif au conſeil qu'il nous donne, de ne pas outrer la diète, & de régler ſur notre tempérament la quantité & le choix de nos alimens. Dans de certains climats, à certain âge, & dans l'habitude d'un exercice fort actif, on auroit tort de manger auſſi peu que ce frugal Vénitien. Les maladies d'épuiſement ſont plus dangereuſes & plus difficiles à guérir, que celles qui viennent de réplétion. Avant que de ſe mettre en règle ſur des maximes ſi auſtères, il faut commencer par ſe bien connoître.

Ainſi les gens de bonne chère ne doivent point être effrayés en ſe repréſen-

tant Cornaro, la balance à la main, pefant tout ce qu'il mangeoit. Comme on
peut faire fon falut fans être Chartreux,
on peut auffi vivre long-temps, & conferver fa fanté, fans s'affujettir à une
exactitude qui n'eft pas abfolument néceffaire, & dont peu de gens font capables.

DE LA VIE
SOBRE ET RÉGLÉE.

RIEN n'est plus certain, que l'habitude passe aisément en nature, & qu'elle a sur tous les corps un extrême pouvoir; elle a même souvent sur l'esprit plus d'autorité que la raison. Le plus honnête homme, en fréquentant des libertins, oublie peu à peu les maximes de probité qu'il a sucées avec le lait, & s'abandonne à des vices qu'il voit continuellement pratiquer. Est-il assez heureux pour être séparé de cette mauvaise société, & pour se trouver souvent en meilleure compagnie, la vertu triomphe à son tour;

il reprend infenfiblement la fageffe qu'il avoit abandonnée. Enfin, tous les changemens que nous voyons arriver, dans le tempérament, dans la conduite & dans les mœurs de la plupart des hommes, n'ont prefque point d'autres principes que la force de l'habitude.

J'ai remarqué que c'eft par elle que trois maux fort dangereux fe font introduits depuis peu de temps en Italie. Je compte pour le premier l'adulation & les cérémonies. Le fecond eft l'héréfie de Luther, qui commence à faire du progrès. Le troifième eft l'ivrognerie & la gourmandife.

Le premier de ces maux exclut de la vie civile la bonne-foi, la franchife, la fincérité. Le fecond va droit à la deftruction de la véritable Religion; & je fuis fi perfuadé que les habiles gens qui attaquent ces monftres les combattront avec fuccès, que je ne doute point d'en voir l'Italie purgée avant que je meure. Quant au troifième, qui eft fi contraire à la fanté, qu'on peut l'appeler fon plus mortel ennemi, je lui déclare moi-même la guerre. J'entreprends de le décrier dans le monde, & de lui retrancher tout autant de facrifices & de victimes qu'il me fera poffible.

C'eft un malheur pour les hommes de notre fiècle, que la profufion des mets foit à la mode, & qu'elle fe foit, pour ainfi dire, fi fort élevée au deffus de la frugalité. L'une cependant eft fille de la tempérance, & l'autre n'eft produite que par l'orgueil & par l'appétit déréglé. Nonobftant la différence de leur origine, la profufion s'appelle aujourd'hui magnificence, générofité, grandeur. Elle eft généralement eftimée dans le monde, & la frugalité paffe pour avarice & pour baffeffe dans l'efprit de la plupart des hommes. Voilà une des erreurs que l'habitude & la coutume ont établies.

Cette erreur nous a tellement féduits, qu'elle nous fait renoncer à une vie frugale, enfeignée par la nature dès le premier âge du monde, & qui conferveroit nos jours, pour nous jeter dans des excès qui en abrègent le nombre. Nous fommes vieux, fans avoir pu goûter le plaifir d'être jeunes; le temps qui ne devroit être que l'été de la vie, eft fouvent le commencement de fon hiver. On s'apperçoit qu'on n'eft plus fi robufte, on fent les approches de la caducité, on décline avant que d'être arrivé à fa perfection. Au contraire, la fobriété nous maintient dans l'état naturel où nous devons être : nous fommes jeunes plus long-temps ; l'âge viril eft accompagné d'une vigueur qui ne commence à diminuer qu'après beaucoup d'années. Il faut le cours d'un fiècle pour former des rides & des cheveux blancs. Cela eft fi vrai que, lorfque la volupté avoit moins d'empire fur les hommes, ils avoient à quatre-vingt ans plus de force & de vivacité qu'ils n'en ont préfentement à quarante.

Oh, malheureufe Italie ! ne t'apperçois-tu pas que la gourmandife & la crapule t'enlèvent chaque année plus d'habitans, que la pefte, la guerre & la famine n'en pourroient détruire ? Tes véritables fléaux font tes fréquens feftins, qui font fi outrés qu'on ne fauroit faire de tables affez grandes pour arranger la quantité de plats dont la prodigalité les couvre ; en forte qu'on eft obligé de fervir les viandes & les fruits par pyramides. Quelle fureur ! Quelle folie ! Mets-y ordre pour l'amour de toi-même, fi tu ne le fais pour l'amour de Dieu. Je fuis certain qu'il n'eft point de péché qui lui déplaife davantage, ni de volupté qui te foit plus funefte. Tâche de t'en garantir, comme de ces maladies épidémiques dont on fe préferve par la bonne nourriture, & par des précautions qui les empêchent d'arriver. Il eſt aiſé d'éviter les maux que nous cauſent les excès de la bouche. Le ſouverain remède contre la réplétion n'eſt pas difficile à trouver ; la Nature nous l'enſeigne. Contentons-nous de lui donner ce qu'elle nous demande ; & ne la ſurchargeons pas ; peu de choſe lui ſuffit. Les règles de la tempérance tirent leur origine de celles de la raiſon. Accoutumons-nous à ne manger que pour vivre. Ce qui excède la quantité néceſſaire pour nous nourrir, n'eſt qu'un levain de maladie & de mort ; c'eſt un plaiſir qu'on paye chèrement, & qui ne ſauroit être innocent ni excuſable, dès qu'il peut nous être nuiſible.

Combien ai-je vu périr de gens à la fleur de leur âge par la malheureuſe habitude de trop manger! Combien m'a-t-elle enlevé d'amis illuſtres qui pourroient encore embellir l'Univers, faire honneur à leur Patrie, & me donner autant de plaiſir à les voir que j'ai eu de douleur à les perdre!

C'eſt pour arrêter cette contagion que j'entreprends de faire connoître dans ce petit Ouvrage, que l'abondance & la diverſité des mets eſt un abus pernicieux, qu'il faut détruire en vivant fobrement, comme faifoient les premiers hommes. Quelques jeunes gens qui méritent mon eftime par leurs belles qualités , ayant perdu leurs pères plutôt qu'ils ne devoient s'y attendre , m'ont témoigné un extrême défir de favoir de quelle manière j'ai vécu pour s'y conformer. J'ai trouvé leur curiofité judicieufe. Rien n'eft plus raifonnable que de fouhaiter une longue vie. Plus nous avançons en âge, plus nous acquérons d'expérience ; & fi la nature , qui ne veut que notre bien , nous confeille de vieillir, & concourt avec nous dans ce deffein, c'eft qu'elle connoît que le corps étant affoibli par le temps, qui détruit tout, l'efprit, dégagé des embarras de la volupté, fe trouve plus en état de jouir de fa raifon , & de goûter les douceurs de la vertu. Ainfi je veux fatisfaire ces perfonnes , & rendre en même temps un bon office au Public, en déclarant quels ont été les motifs qui m'ont fait renoncer à la débauche pour fuivre la vie fobre; en expliquant de quelle manière je l'obferve, quelle eft l'utilité que j'en retire; enfin, en faifant connoître que rien n'eft plus avantageux à l'homme qu'un bon régime, que la pratique n'en eft pas impoffible, & qu'il eft très-néceffaire de l'obferver.

Je dis donc que la foibleffe de ma confti-tution, qui s'étoit confidérablement augmen-tée par la manière dont je vivois, me mit en un fi pitoyable état, que je fus obligé de quitter tout à fait la bonne chère, pour laquelle j'avois eu toute ma vie beaucoup d'inclination. Je me trouvois fi fouvent en débauche, que mon tempérament délicat ne put en foutenir les fatigues. Je devins fujet à plufieurs maladies, comme douleurs d'ef-tomac, coliques, gouttes. J'avois prefque toujours une fièvre lente & une altération infupportable. Cet état faifoit défefpérer de ma guérifon, & véritablement, quoique je ne fuffe âgé que de trente-cinq ou quarante ans, je ne croyois trouver la fin de mes maux que dans celle de ma vie.

Les meilleurs Médecins d'Italie épuifèrent leur fcience pour me remettre dans mon état naturel, fans en pouvoir venir à bout. Enfin, lorfqu'ils en eurent entièrement perdu l'efpé-rance, ils me dirent, en m'abandonnant, qu'ils ne favoient qu'un feul remède qui pût me tirer d'affaire, fi j'avois affez de réfolution pour l'en-treprendre & le continuer. C'étoit la vie fobre & réglée qu'ils m'exhortèrent de fuivre le refte

de mes jours, m'aſſurant que ſi les excès m'a-
voient procuré tant d'infirmités, il n'y avoit
que la tempérance qui pût m'en délivrer.

Je goûtai cette propoſition ; je compris
que, malgré le triſte état où ces excès m'a-
voient réduit, je n'étois pas encore ſi incu-
rable que leur contraire ne pût me rétablir,
ou du moins me ſoulager ; & cela avec d'autant plus de raiſon que je connoiſſois des
gens d'un grand âge & d'une mauvaiſe complexion qui ſe conſervoient par l'unique ſe-
cours du régime, comme j'en connoiſſois qui
avoient apporté en naiſſant un tempérament
merveilleux qu'ils avoient fort altéré par la
débauche. Il me parut aſſez naturel qu'une
différente manière de vivre & d'agir pro-
duisît différens effets, puiſque l'art peut ſervir à corriger la nature, à la perfectionner,
à l'affoiblir, ou à la détruire, ſelon le bon
ou le mauvais uſage qu'on en fait

Les Médecins commençant à me trouver
docile, ajoutèrent à ce qu'ils m'avoient dit,
qu'il falloit choiſir du régime ou de la mort ;
que je ne pouvois vivre long-temps ſi je ne
ſuivois leur conſeil, & que ſi je différois davantage à m'y réſoudre, il ne ſeroit plus
temps de commencer. Cela était preſſant ; je

ne voulois point fi-tôt ceſſer de vivre, &
j'étois las de ſouffrir; d'ailleurs, j'étois convaincu de leur expérience & de leur capacité.
Enfin, avec une certitude morale que je ne
pouvois mieux faire que de les croire, je pris
la réſolution de pratiquer exactement ce genre
de vie, tout auſtère qu'il me paroiſſoit.

Je priai les Médecins de m'apprendre préciſément de quelle manière il falloit me gouverner. Ils me répondirent que je devois me
traiter toujours comme un malade; c'eſt-à-
dire, ne prendre que de bonne nourriture &
en petite quantité.

Il y avoit long-temps qu'ils m'avoient
preſcrit la même choſe ; mais juſqu'alors je
m'en étois moqué. Lorſque j'étois dégoûté
des viandes qu'ils m'ordonnoient, je mangeois de toutes celles qu'ils m'avoient défen-
dues, & me ſentant échauffé & altéré, je bu-
vois du vin abondamment. Cependant je ne
m'en vantois pas; j'étois du nombre de ces
infirmes imprudens, qui ne pouvant ſe réſoudre à faire tout ce qu'on leur ordonne pour
leur ſanté , ne conſidèrent point qu'en trom-
pant leurs Médecins, ils ſe trompent beaucoup plus eux-mêmes.

Dès que j'eus pris le parti de croire les

miens, & que je me fus mis en téte qu'il eſt
honteux de n'avoir pas la force d'étre ſage,
je m'accoutumai ſi bien à vivre ſobrement,
que j'en contractai l'habitude ſans peine &
ſans violence. Peu de temps après, je me
ſentis ſoulagé, &, ce qui paroîtra incroyable,
c'eſt qu'au bout de l'année, je ne m'apperçus
pas ſeulement d'un amendement qui me ſur-
prit, je fus encore parfaitement guéri de tous
mes maux.

Lorſque je me vis rétabli, & que je commençai à goûter les douceurs de cette eſpèce de réſurrection, je fis une infinité de
réflexions ſur l'utilité du régime; j'en ad-
mirai la vertu, & compris que, s'il avoit
eu aſſez de pouvoir pour me guérir, il
en auroit ſuffiſamment pour me préſerver des maladies auxquelles j'avois toujours
été ſujet.

L'expérience que je venois de faire ne
me permettant plus d'en douter, je commençai à m'appliquer à la connoiſſance des
alimens qui m'étoient propres. Je voulus
éprouver ſi tout ce que je trouvois à mon
goût étoit utile ou nuiſible à ma ſanté, &
ſi le proverbe ne ment point, lorſqu'il dit,
que *tout ce qui eſt agréable à la bouche eſt*

bon au cœur. Je connus que ceux qui le croyent fe trompent, & qu'il n'eft favorable qu'aux gens fenfuels, pour excufer l'imprudente complaifance qu'ils ont pour tout ce qui flatte leur appétit.

Je ne pouvois autrefois me paffer de boire à la glace ; j'aimois les vins fumeux, les melons, toutes fortes de fruits crus, les falades, les viandes falées, les ragoûts, la pâtifferie ; & cependant tout cela m'incommodoit. Ainfi je ne fis plus cas du proverbe ; & convaincu de fa fauffeté, je choifis les vins & les viandes dont l'ufage convenoit à mon tempérament. J'en proportionnois la quantité à la force de mon eftomac ; je m'accoutumai à me paffer des autres, & me fis une loi de demeurer toujours fur mon appétit, en forte qu'il m'en reftât toujours affez après mes repas, pour manger encore avec plaifir. Enfin, je quittai entièrement la débauche, & fis vœu de continuer le refte de ma vie le régime que j'obferve. Heureufe réfolution, dont la perféverance m'a délivré de toutes mes infirmités, qui fans elle étoient incurables ! Je n'avois point paffé d'année fans tomber au moins une fois dans une grande maladie, cela ne m'eft plus arrivé depuis ce temps-là ; au contraire, j'ai toujours été fain depuis que j'ai été fobre.

La nourriture que je prends, étant d'une qualité & d'une quantité juftement fuffifantes pour me nourrir, n'engendre point les mauvaifes humeurs qui altèrent les meilleurs tempéramens. Il eft vrai, qu'outre cette précaution, je n'en ai pas négligé une infinité d'autres. J'ai fait en forte de me préferver du grand froid & du grand chaud. Je n'ai pas fait d'exercices violens ; je me fuis exempté des veilles, & abftenu des femmes ; je n'ai point habité de lieux où l'on refpire un mauvais air, & j'ai toujours évité avec un foin égal d'être expofé au grand vent, & à l'exceffive ardeur du foleil. Tous ces ménagemens paroiffent moralement impoffibles aux gens qui n'ont pas d'autres guides que leurs paffions dans le commerce du monde, & cependant ne font point difficiles à pratiquer, lorfqu'on eft affez raifonnable pour préférer la confervation de fa fanté à la volupté des fens & à la néceffité des affaires.

Je me fuis encore fort bien trouvé de ne me point livrer au chagrin, en chaffant de mon efprit tout ce qui m'en pouvoit caufer. J'ai employé toutes les forces de ma raifon

à modérer celles des paſſions dont l'impétuo-
ſité déconcerte ſouvent l'harmonie des corps
les mieux compoſés. Il eſt vrai que je n'ai
pas toujours été aſſez philoſophe, ni aſſez
prévoyant, pour ne me pas trouver quelquefois dans quelqu'une des ſituations que
je voulois éviter; mais ç'a été rarement,
& le régime de la bouche, qui eſt le principal qu'on doit obſerver, m'a garanti de
toutes les ſuites fàcheuſes qu'auroient pu
avoir mes petites irrégularités.

Il eſt certain que les paſſions ont moins
d'empire, & cauſent moins de déſordre dans
un corps réglé par la diète, que dans un autre
qui donne à ſa bouche tout ce qu'elle déſire ;
Galien l'a dit avant moi. Je ne manquerois
pas d'autorité pour ſoutenir cette opinion ;
mais je ne veux alléguer que mon expérience.
Il m'a été impoſſible de ne pas ſouffrir quelquefois le froid & le chaud, & de réſiſter
victorieuſement à tous les ſujets de chagrin qui ont traverſé ma vie; cependant cela
n'a point altéré ma ſanté, & je trouverois
beaucoup de témoins, que bien des gens ont
ſuccombé à de moindres fatigues du corps, &
à de moindres peines d'eſprit.

Nous eûmes dans notre famille un procès

de conféquence contre des particuliers dont le crédit prévalut fur notre bon droit. Un de mes frères & quelques-uns de mes parens, qui n'étant jamais incommodés des débauches, en faifoient fréquemment, ne purent réfifter au chagrin que leur caufa la perte de ce procès ; elle fut fuivie de celle de leur vie. Je ne fus pas moins fenfible qu'eux à l'injuftice qu'on nous rendit, mais je n'en mourus point, & j'attribue leur perte & mon falut à la différente manière dont nous vivions. Je fus dédommagé de cette difgrace par la confolation d'avoir pu m'empêcher d'y fuccomber, & je ne doutai plus que les paffions ne fuffent moins violentes dans un homme fobre que dans un qui ne l'eft pas.

Je fis encore, à foixante-dix ans, une autre expérience de l'utilité de mon régime. Une affaire preffante m'ayant obligé d'aller à la campagne, les chevaux de mon équipage allèrent plus vîte que je ne voulois ; animés par les coups de fouet, ils prirent le frein aux dents ; je verfai & fus traîné affez loin, avant qu'on pût les arrêter. On me tira de mon carroffe la tête caffée, un bras & une jambe démife, enfin dans un état pitoyable. Dès qu'on m'eut reconduit chez

moi, on envoya chercher les Médecins, qui
ne crurent pas que je puſſe vivre trois jours;
cependant ils réfolurent de me faire faigner,
pour prévenir la fièvre qui ſuit ordinairement
un accident ſemblable à celui qui m'étoit
arrivé. J'étois ſi certain que la vie réglée que
je menois depuis long-temps, m'avoit empêché de contracter des humeurs dont je
duſſe craindre le mouvement, que je m'op-
poſai à leur ordonnance. Je me fis panſer
la tête; je me fis remettre le bras & la jambe; je ſouffris qu'on me frottât de quelques
huiles ſpécifiques pour les contuſions; & ſans
autres remèdes, je fus bientôt guéri, au grand
étonnement des Médecins & de tous ceux
qui me connoiſſoient. J'infère de là que la
vie réglée eſt un excellent préſervatif contre les maux qui arrivent naturellement, &
que la débauche produit des effets contraires.

Il y a environ quatre ans que je fus ſol-
licité puiſſamment à faire une choſe qui penſa
me coûter cher. Mes parens, que j'aime, &
qui ont pour moi une véritable tendreſſe;
mes amis, pour qui j'ai toujours eu de la
complaiſance; enfin, les Médecins qui ſont
ordinairement les oracles de la ſanté, ſe joi-
gnirent tous enſemble pour me perſuader que

je mangeois trop peu ; que la nourriture que
je prenois n'étoit pas fuffifante dans un âge
auffi avancé qu'étoit le mien , & que je ne
devois point feulement foutenir ma vie ,
mais qu'il falloit encore en augmenter la
vigueur, en mangeant un peu plus que je
ne faifois. J'eus beau leur repréfenter que la
nature fe contente de peu ; que ce peu m'ayant
confervé depuis fi long-temps, cette habitude étoit paffée chez moi en nature ; qu'il
étoit plus raifonnable que la chaleur naturelle diminuant à proportion que l'âge augmente, je diminuaffe auffi l'emploi que je
donnois à mon eftomac.

Pour donner plus de force à mon opinion ,
je leur alléguois le proverbe qui dit , *Qui
mange peu, mange beaucoup* , c'eft-à-dire ,
que pour avoir befoin plus long-temps de
nourriture , il en faut prendre frugalement.
Je leur difois auffi que ce qu'on laiffe du repas dont on mangeroit encore, nous fait plus
de bien que ce que nous avons déjà mangé.
Tout cela ne les perfuada pas. Laffé de leur
opiniâtreté, je fus obligé de les fatisfaire.
Ainfi ayant accoutumé de prendre en pain,
foupe, jaunes d'œufs & viandes, la pefanteur
de douze onces, j'augmentai ce poids jufqu'à

quatorze, & buvant quatorze onces pefant de vin, j'en augmentai la dofe jufqu'au poids de feize.

Cette augmentation de nourriture me fut fi funefte, que de fort gai que j'étois, je commençai à devenir trifte & de mauvaife humeur; tout me chagrinoit; je me mettois en colère pour le moindre fujet, & l'on ne pouvoit vivre avec moi. Au bout de douze jours j'eus une furieufe colique qui me dura vingt-quatre heures, à laquelle fuccéda une fièvre continue qui me tourmenta trente-cinq jours de fuite, & qui dans les premiers m'agita fi cruellement, qu'il me fut impoffible, pendant tout ce temps-là, de dormir l'efpace d'un quart-d'heure. Il ne faut pas demander fi l'on défefpéra de ma vie, & fi l'on fe repentit du confeil qu'on m'avoit donné; on me crut plufieurs fois prêt à rendre l'ame; cependant je me tirai d'affaire, quoique je fuffe âgé de foixante-dix-huit ans, & que nous fuffions dans un hiver plus rude qu'il n'a coutume de l'être dans notre climat.

Rien ne me tira de ce péril que le régime que j'obfervois depuis long-temps. Il m'avoit empêché de contracter les mauvaifes humeurs dont font accablées dans leur vieilleffe les perſonnes qui n'ont pas la précaution de ſe ménager quand elles ſont jeunes. Je ne me trouvai point le vieux levain de ces humeurs, & n'ayant à combattre que les nouvelles, engendrées par cette petite augmentation d'alimens, je réſiſtai & ſurmontai mon mal, malgré toute ſa violence.

On peut juger par cette maladie & par ma convaleſcence, ce que peuvent ſur nous le régime qui me préſerva de la mort, & la réplétion qui en ſi peu de jours me mit à l'extrémité. Il eſt probable que, l'ordre étant néceſſaire pour la conſervation de l'Univers, & notre vie corporelle n'étant autre choſe qu'une harmonie & une parfaite intelligence entre les qualités élémentaires dont nous ſommes compoſés, nous ne pouvons long-temps exiſter en menant une vie déréglée, qui ne peut engendrer que de la corruption.

L'ordre eſt ſi utile, qu'on ne ſauroit trop l'obſerver en toutes choſes. C'eſt par ſon moyen que nous arrivons à la perfection des arts; c'eſt lui qui nous facilite l'acquiſition des ſciences. Il rend les armées victorieuſes; il entretient la police dans les Villes, & la concorde dans les familles; il rend les états floriſſans; enfin, il eſt le ſoutien &

le

le conſervateur de la vie civile & naturelle,
& le meilleur remède qu'on puiſſe apporter à
tous les maux généraux & particuliers.

Quand un médecin déſintéreſſé va voir
un malade, qu'il ſe ſouvienne de lui recommander la diète ; qu'il ordonne ſurtout
le régime au convaleſcent. Il eſt certain que,
ſi tout le monde vivoit réglément & frugalement, il y auroit ſi peu d'infirmes, qu'on
n'auroit preſque point beſoin de remèdes.
On feroit ſoi-même ſon médecin, & l'on
feroit convaincu qu'on n'en peut avoir un
meilleur. On a beau étudier le tempérament d'un homme, chacun, s'il veut s'y
appliquer, connoîtra toujours mieux le ſien
que celui d'un autre ; chacun fera une infinité d'expériences qu'on ne peut faire pour
lui, & jugera mieux que perſonne de la force
de ſon eſtomac, & des alimens qui lui conviennent. Car, encore une fois, il eſt preſqu'impoſſible de bien connoître le tempérament d'autrui, les conſtitutions des hommes
étant auſſi différentes que leurs viſages.

Qui croiroit que le vin vieux m'eſt nuiſible, & que le nouveau m'eſt ſalutaire ?
Que des choſes qu'on croit échauffantes,
me rafraîchiſſent & me fortifient ? Quel Mé-

décin m'auroit fait remarquer ces effets fi
peu communs dans la plupart des corps, &
fi contraires à l'opinion vulgaire, puifque
j'ai eu tant de peine à en découvrir les
caufes après une infinité d'expériences.

L'homme ne pouvant donc avoir de meilleur Médecin que foi-même, ni de préfervatif plus fouverain que le régime, chacun
devroit fuivre mon exemple, c'eft-à-dire,
s'appliquer à fe connoître, & régler fa vie
au niveau de la raifon.

Je ne difconviens pas qu'un Médecin ne foit
quelquefois néceffaire. Il y a des maux dont la
précaution échappe à la prudence humaine. Il
arrive des accidens qu'on ne peut éviter, & qui
nous accablent de telle manière, qu'ils ôtent à
notre jugement la liberté qu'il faut qu'il ait
pour nous foulager. Alors c'eft être fou que de
fe fier entièrement à la nature; il faut lui
aider; il faut avoir recours à quelqu'un.

Si la préfence d'un ami qui vient voir un
malade pour lui témoigner la part qu'il prend
à fon mal, le confole & le réjouit autant
qu'un homme qui fouffre en eft capable, à
plus forte raifon la vifite d'un Médecin doit
être agréable, étant un ami dont les confeils & les foins nous font efpérer le prompt

retour de notre fanté. Mais pour entretenir cette fanté, il ne faut point d'autres fecours que la vie fobre & réglée. C'eft une Médecine fpécifique & naturelle qui conferve l'homme, quelque délicat qu'il foit, & le fait vivre juf-qu'à plus de cent ans, lui épargne les douleurs d'une diffolution forcée, le laiffe mourir doucement quand l'humide radical eft confumé; qui enfin a les propriétés qu'on s'imagine dans l'or potable & dans l'élixir, ou la panacée, que bien des gens cherchent inutilement.

Mais malheureufement la plupart des hommes fe laiffent féduire par les charmes de la volupté. Ils n'ont pas la force de manquer de complaifance pour leurs appétits; convaincus par leurs préjugés, qu'ils ne peuvent s'empê-cher de les fatisfaire fans qu'il en coûte trop à leurs plaifirs, ils fe font des fyftêmes pour fe perfuader qu'il vaut mieux vivre dix ans de moins, que de fe contraindre & fe priver de tout ce qui s'offre à leur convoitife.

Hélas! ils ne connoiffent pas le prix de dix années d'une vie faine dans un âge où l'homme peut jouir de toute fa raifon, & profiter de toutes fes expériences dans une âge où l'homme peut paroître véritablement homme par fa fageffe & par fa conduite; enfin, dans un temps où il eſt en état de recueillir les fruits de ſes études & de ſes travaux.

Pour ne parler que des ſciences, il eſt certain que les meilleurs livres que nous avons, ont été compoſés dans ces dix dernières années que les débauchés mépriſent, & que les eſprits ſe perfectionnant à meſure que les corps vieilliſſent, les ſciences & les arts auroient beaucoup perdu, ſi tous les Grands-Hommes qui en ont fait profeſſion, avoient abrégé leurs jours de dix ans. Pour moi, je juge à propos de reculer autant que je pourrai le terme fatal du tombeau. Si je n'avois pas été de ce ſentiment, je n'aurois point achevé pluſieurs ouvrages qui feront pláiſir & ſeront utiles à ma poſtérité.

Les gens ſenſuels diſent encore que la vie réglée eſt impoſſible à pratiquer. Je leur réponds à cela, que Galien, qui fut un ſi grand homme, la choiſit pour lui-même, & la conſeilla comme la meilleure. Platon, Cicéron, Iſocrate, Sénèque, & quantité d'hommes illuſtres des ſiècles paſſés, l'embraſſèrent; & de notre temps, le Pape Paul Farnèſe, le Cardinal Bembe, & deux de nos Doges, Lando & Donato, l'ont pratiquée & ſont parvenus à une extrême vieilleſſe. J'en pour-

rois citer encore d'autres d'une moindre naiffance, que j'ai connus; mais l'ayant moi-
même obfervé, je ne puis, ce me femble, alléguer un exemple plus convaincant, qu'elle
n'eft pas impraticable, & que la plus grande
peine qu'elle fait, eft de s'y réfoudre & de
la commencer.

On m'obje&era que Platon, tout fobre
qu'il étoit, n'a pas laiffé de dire qu'un homme
dévoué au gouvernement de fa République,
a peine à mener une vie parfaitement réglée,
étant fouvent obligé, pour le fervice de
l'Etat, de s'expofer aux rigueurs du temps,
aux fatigues des voyages, à manger ce qu'on
trouve. Cela eft vrai; mais je foutiens que
ce ne font pas des chofes fuffifantes pour faire
mourir, quand celui qui s'y trouve obligé,
a coutume de manger frugalement. Il n'y
a point d'homme, en quelque paffe qu'il foit,
qui ne puiffe s'empêcher de trop manger,
& qui ne doive fe garantir des maux que
caufe la réplétion. Ceux qui font chargés de
la dire&ion des affaires publiques, y font
même plus obligés que les autres. Où il n'y
va point de la gloire de leur Patrie, il ne
leur eft pas permis de fe facrifier; ils doivent
fe conferver pour la fervir, & s'ils fuivent

ma méthode, il est certain qu'ils se garantiront des maladies que le chaud, le froid, la fatigue leur pourroient causer, ou que s'ils en sont incommodés, ils ne le seront que légèrement.

On pourroit m'objecter encore que tel qui se nourrit comme un malade étant sain, doit être embarrassé de sa nourriture, lorsqu'il lui survient quelque maladie. A cela, je dirai que la Nature, qui conserve tant qu'elle peut tout ce qui a l'être, nous apprend elle-même comment nous devons nous gouverner en ce temps-là. Elle commence par nous ôter tout à fait l'appétit, afin que nous mangions très-peu, ou point du tout. Que le malade ait été jusqu'alors sobre ou déréglé, il ne doit user que d'alimens propres à l'état où il se trouve, comme de bouillons, de gelées, de cordiaux, de tisanes, &c. Lorsque sa convalescence lui permet une nourriture plus solide, il doit en prendre encore moins qu'il n'avoit coutume avant sa maladie, & malgré son appétit, ménager les forces de son estomac jusqu'à sa parfaite guérison. S'il faisoit autrement, il surchargeroit la nature, & retomberoit infailliblement dans le péril d'où il sort. Mais outre cela, je ne crains point de dire, que celui qui observe une vie frugale & réglée, ne sauroit être malade, ou ne peut le devenir que fort rarement, & pour peu de temps. Cette conduite nous préserve des humeurs qui causent nos infirmités; elle nous garantit par conséquent des maux qu'elles engendrent; le défaut de la cause empêche physiquement la production de l'effet, & l'effet ne peut être dangereux, quand la cause est foible & légère.

Puisque la sobriété sert de frein aux passions, qu'elle conserve notre santé, qu'elle est aussi sainte qu'utile, ne devroit-elle pas être suivie & embrassée par tous les hommes? L'amour propre bien entendu nous la conseille; elle n'est ni impossible ni difficile, & la manière dont je vis, n'en doit rebuter personne : car je ne prétends pas persuader que tout le monde soit obligé de manger aussi peu que moi, ou se priver de bien des choses dont je n'use point. Je mange très-peu, parce que mon estomac est délicat, & je m'abstiens de certains mets, parce qu'ils me font contraires. Ceux à qui ils ne nuisent pas, ne sont point obligés de s'en priver : il leur est permis de s'en servir; mais ils doivent s'abftenir de manger trop de ce qui leur eft bon, parce qu'il leur devient pernicieux, quand l'eftomac furchargé ne peut le digérer facilement. Enfin, celui à qui rien ne fait mal, n'a pas befoin d'examiner la qualité des alimens ; il faut feulement qu'il s'obferve fur la quantité qu'il en prend.

Il eft inutile qu'on me dife qu'il fe trouve des gens qui, ne fe refufant rien, vivent cependant fans infirmités auffi long-temps que les plus fobres. Cela eft rare, incertain, dangereux, & pour ainfi dire miraculeux. Les exemples qu'on en a, ne juftifient pas la conduite des perfonnes qui comptent fur un pareil bonheur, & qui font ordinairement les dupes de leur bonne conftitution. Il eft plus fûr qu'un vieillard infirme vive long-temps en obfervant un bon régime, qu'un jeune homme vigoureux & fain qui fait toujours bonne chère.

Cependant il eft certain qu'une bonne complexion, entretenue par une vie réglée, menera fon homme plus loin qu'une autre moins forte & ménagée avec un foin égal. Dieu & la Nature peuvent faire des corps affez robuftes, pour être à l'épreuve de tout ce qui nous eſt contraire, comme j'ai vu à Veniſe le Procurateur *Thomas Contarini*, & à Padoue le Chevalier *Antonio Capo di Vaca*; mais entre mille, à peine s'en trouve-t-il un comme ceux-là. Tous les autres qui voudront vivre long-temps & ſainement, mourir ſans agonie & par pure diſſolution, qui voudront enfin jouir des avantages d'une heureuſe vieilleſſe, n'en viendront jamais à bout ſans la ſobriété.

Elle ſeule entretient le tempérament ſans altération; elle n'engendre que des humeurs douces & bénignes, qui n'envoyant point de vapeurs au cerveau, laiſſent à l'eſprit le parfait uſage des organes, & ne l'empêchent pas de s'élever de la contemplation des merveilles de l'Univers, à la conſidération de la puiſſance de ſon Créateur. L'homme ne peut profiter du plaiſir infini de ces belles réflexions, quand ſa tête eſt remplie des vapeurs de vin & des viandes. Sont-elles diſſipées? il comprend aiſément, il remarque, il diſcerne mille choſes agréables, qu'il n'auroit jamais ni connues, ni compriſes dans un autre état. Il peut connoître alors la fauſſeté des plaiſirs que la volupté promet, les biens réels dont la vertu nous comble, &

F v

le malheur de ceux qu'une fatale illusion rend idolâtres de leurs passions.

Les trois plus dangereuses sont, le plaisir du goût, la recherche des honneurs, la possession des richesses. Ces désirs s'augmentent avec l'âge dans les vieillards, qui, ayant toujours mené une vie déréglée, ont laissé prendre racine à leurs passions dans la jeunesse & dans l'âge viril. L'homme sage n'attend pas si tard à se corriger; il entreprend de bonne heure une guerre contre ses passions, dont on n'obtient la victoire qu'après plusieurs combats, & la Vertu qu'il fait triompher, le couronne lui-même à son tour, en lui attirant les faveurs du Ciel & l'estime de tout le monde.

Se voit-il prêt de payer le tribut qu'il doit à la nature? Plein de reconnoissance des grâces qu'il a déjà reçues de Dieu, il en espère encore de sa miséricorde; il n'est point effrayé des supplices éternels que méritent ceux qui, par leurs débauches, attentent sur leur propre vie; il meurt sans regret, parce qu'il ne peut pas toujours vivre; il se fait une raison qui adoucit l'amertume de cette fâcheuse nécessité; enfin il quitte le monde généreusement, lorsqu'un grand nombre d'heureufes années l'ont laiffé jouir affez long-temps de fa vertu & de fa réputation, & qu'il confidère que de plufieurs milliers d'hommes, à peine s'en trouve-t-il un feul, qui vivant autrement qu'il n'a fait, refte fi long-temps fur la terre.

Il fe confole d'autant plus aifément, que cette féparation fe fait fans violence, fans douleur, fans fièvre; il finit doucement à mefure que finit l'humide radical; il s'éteint comme une lampe qui n'a plus d'huile, & fans délire & fans convulfions, il paffe de cette vie périffable à celle dont l'éternelle félicité eft la récompenfe des gens de bien.

O fainte & heureufe vie réglée, que tu es digne d'eftime, & que tu mérites d'être préférée à celle qui t'eft contraire! Il ne faut que réfléchir aux différens effets de l'un & de l'autre, pour connoître quels font tes avantages, quoiqu'il femble que ton nom feul devroit fuffire pour t'attirer la préfé-rence que tu mérites. Les fyllabes qui com-pofent *vie réglée, fobriété,* n'ont-elles pas une fignification & un fon plus agréables que *gourmandife & crapule?* J'y trouve autant de différence, qu'entre le nom d'*Ange* & celui de *Diable.*

F vj

J'ai expliqué les raisons qui me firent quitter la débauche & qui me déterminèrent à la sobriété ; j'ai dit la manière dont je la pratique, l'avantage que j'en retire, & l'utilité qu'elle apporte à tous ceux qui en font profession. Je veux parler présentement aux personnes qui s'imaginent qu'il n'est point avantageux de parvenir à la vieillesse, parce qu'elles croyent que, passé soixante-dix ans, la vie n'est que langueur, infirmité, misère. Je commence par les assurer qu'ils se trompent, & que je trouve l'âge où je suis, quoique bien plus avancé, le plus agréable & le plus beau de ma vie.

Pour savoir si j'ai raison, il faut examiner comment j'employe le temps, quels sont mes plaisirs & mes occupations ordinaires, & en prendre à témoin tous ceux qui me connoissent. Ils certifieront unanimement que la vie que je mène, n'est pas une vie morte ou languissante, mais une vie aussi heureuse qu'on la puisse souhaiter en ce monde.

Ils diront que ma vigueur est encore assez grande à quatre-vingt-trois ans pour monter seul à cheval sans avantage ; que non seulement je descends hardiment un escalier, mais encore une montagne toute entière, de mon pied ; que je fuis toujours gai, toujours content, toujours de belle humeur, nourriffant intérieurement une heureufe paix, dont la douceur & la férénité paroiffent en tout temps fur mon vifage.

Ils favent outre cela qu'il ne tient qu'à moi de paffer fort agréablement le temps, n'ayant rien qui m'empêche de goûter tous les plaifirs d'une honnête fociété avec plufieurs perfonnes d'efprit & de mérite. Quand je veux être fans compagnie, je lis de bons livres, que je quitte quelquefois pour écrire, cherchant toujours l'occafion d'être utile au Public, & de rendre fervice au particulier autant qu'il m'eft poffible. Je fais tout cela fans peine, & dans les temps que je deftine à ces occupations.

Je loge dans une maifon, qui, outre qu'elle eft bâtie dans le plus beau quartier de Padoue, peut être confidérée comme une des plus commodes de cette Ville. Je m'y fuis fait des appartemens pour l'Hiver & pour l'Eté ; ils me fervent d'afyle contre le grand chaud & contre le grand froid. Je me promène dans mes jardins, le long de mes canaux & de mes efpaliers, où je trouve tou-

jours quelque petite chofe à faire qui m'oc-
cupe & me divertit.

Je paffe les mois d'Avril, de Mai, de Septembre & d'Octobre à ma maifon de Campagne. Elle eft dans la plus belle fituation
qu'on fe puiffe imaginer ; l'air y eft bon,
les avenues en font belles, les jardins ma-
gnifiques, les eaux claires & abondantes, &
cette demeure peut paffer pour un féjour
charmant. Quand j'y fuis, je prends quelquefois le divertiffement de la chaffe, mais
d'une chaffe qui convient à mon âge, comme celle du chien couchant & des baffets.

Je vais quelquefois me promener de mon
pied à mon village, dont toutes les rues
aboutiffent à une grande place, au milieu
de laquelle eft une Églife affez propre, &
affez fpacieufe pour l'étendue de la Paroiffe.

Ce village eft traverfé d'une petite rivière, & fon territoire eft embelli de tous cô-
tés de champs fertiles & très-bien cultivés,
y ayant à préfent un nombre confidérable
d'habitans. Cela n'étoit pas ainfi autrefois ;
c'étoit un lieu marécageux, où l'on ref-
piroit un air fi mauvais, que ce féjour étoit
moins propre aux hommes qu'aux grenouil-
les & aux crapauds. Je m'avifai d'en faigner

le terrain, en forte qu'étant defséché, &
l'air y étant devenu meilleur, il s'y eft éta-
bli plufieurs familles qui ont fort peuplé ce
lieu, où je puis dire que j'ai donné au Seigneur un Temple, des Autels, & des cœurs
pour l'adorer; réflexion qui me fait un extrême plaifir toutes les fois que j'y penfe.

Je vais quelquefois rendre vifite à mes amis
dans les Villes voifines; ils me procurent la
connoiffance des habiles gens qui s'y trouvent. Je m'entretiens avec eux d'architec-
ture, de peinture, de fculpture, de mathé-
matiques, d'agriculture. Ce font des fciences pour lefquelles j'ai eu toute ma vie une
inclination d'autant plus facile à contenter,
qu'elles font fort en règne dans mon fiècle.

Je vois avec curiofité les Ouvrages nouveaux; je me fais un nouveau plaifir de re-
voir ceux que j'ai déjà vus, & j'apprends toujours quelque chofe que je fuis bien aife de
favoir.

Je vifite les édifices publics, les palais,
les jardins, les antiquités, les places, les
Églifes, les fortifications, n'oubliant aucun
endroit où je puiffe contenter ma curiofité,
ou acquérir quelque nouvelle connoiffance.

Ce qui me charme le plus dans mes petits

voyages, ce font les diverfes perfpectives des lieux par où je paſſè. Les plaines, les montagnes, les ruiſſeaux, les châteaux, les villages, font autant d'objets qui s'offrent agréablement à mes yeux : tous ces différens points de vue m'enchantent.

Enfin, les plaiſirs que je prends ne font point imparfaits par la foibleſſe des organes. Je vois & j'entends auſſi bien que j'aye jamais fait, tous mes fens font auſſi libres, & auſſi complets qu'ils ayent jamais été, particulière-ment le goût, que j'ai meilleur avec le peu que je mange à préſent, que je ne l'avois, lorſque j'étois efclave des voluptés de la table.

Le changement de lit ne m'empêche point de dormir ; je dors par-tout tranquillement, & ſi je rêve, je ne fais que des fonges agréables.

Je vois avec une extrême fatisfaction la fin d'un travail ſi important à cet État, qui a rendu fertiles tant de lieux juſqu'alors in-cultes & inutiles ; chofe que je n'efpérois point de voir achevée, fachant combien les Républiques ont de peine à commencer & à continuer des entreprifes d'une ſi grande dépenfe, & ſi difficiles à exécuter. J'ai été fur les lieux pendant deux mois avec les Commiſſaires qui ont eu l'infpection de ces travaux, & cela pendant les plus grandes chaleurs de l'Été ; cependant, grâce au régime, mon unique préfervatif, le mauvais air des marais, ni la fatigue, ne m'ont point incommodé.

Voilà quelles font les occupations & les plaifirs de ma vieilleffe, qui eft, Dieu merci, délivrée des troubles de l'ame, & des infirmités du corps, dont font accablés tant de pauvres vieillards catarreux & caducs, & tant de jeunes gens qui font pitié.

S'il m'eft permis de citer des bagatelles en traitant un fujet comme celui-ci, je dirai qu'à l'âge de quatre-vingt-trois ans, la vie fobre m'a confervé affez de liberté d'efprit, & affez de gaieté, pour compofer une pièce de théâtre, qui, fans choquer les bonnes mœurs, eft fort divertiffante. La Comédie, eft ordinairement un fruit du jeune âge, comme la Tragédie en eft un de la vieilleffe ; celle-ci ayant plus de rapport par fon férieux à l'âge mûr, & l'autre étant par fon enjouement plus conforme à l'adolefcence. Si l'antiquité a donné tant de louanges, & tant admiré un Poëte Grec (1), pour avoir, à foixante-

____

(1) Sophocle.

treize ans, compofé une Tragédie, qui eft un Poëme grave & férieux, fuis-je moins digne d'admiration, & doit-on me trouver moins heureux d'avoir compofé une Comédie, qui eft une pièce réjouiffante, ayant dix ans plus que n'avoit cet Auteur ? Je fuis certain qu'avec les dix années qu'il avoit de moins, il n'étoit ni en meilleure fanté, ni de meilleure humeur que moi.

Enfin, pour comble de bonheur, je me vois, pour ainfi dire, immortalifer, & renaître par le grand nombre de mes defcendans. Je n'en trouve pas feulement deux ou trois, quand je rentre le foir chez moi ; cela va jufqu'à onze petits-fils, dont l'aîné eft âgé de dix-huit ans, & le plus jeune de deux, tous enfans d'un même père & d'une même mère, tous fains, tous bien faits & d'une belle efpérance. Je m'amufe à badiner avec les cadets, les enfans depuis trois jufqu'à cinq ans, étant ordinairement de petits bouffons affez divertiffans. Ceux qui font plus âgés me tiennent meilleure compagnie ; je les fais fouvent chanter & jouer des inftrumens ; je me mêle quelquefois dans leurs concerts, & j'ofe dire que je chante, & que je foutiens ma voix mieux que je n'ai jamais fait, quoiqu'âgé de 83 ans.

Cela s'appelle-t-il une vieilleſſe incommode & caduque, comme diſent ceux qui prétendent qu'on ne vit plus qu'à demi après ſoixante-dix ans ? Ils me croiront, s'ils veulent ; mais, en vérité, je ne changerois pas d'âge & de vie contre la plus floriſſante jeuneſſe qui ne refuſe rien à ſes ſens, étant ſûr qu'elle eſt ſujette à une infinité de maux qui lui peuvent cauſer la mort.

Je me ſouviens de toutes les folies que je faiſois dans ma jeuneſſe, j'en connois parfaitement le danger & l'imprudence. Je ſais avec quelle rapidité les jeunes gens ſont entraînés par leurs paſſions, & combien ils préſument de leurs forces. Il ſemble qu'ils ayent de bons garans de la durée de leur vie ; ils s'expoſent témérairement à la perdre, comme ſi elle leur étoit à charge ; ils donnent tête baiſſée dans tout ce que la concupiſcence leur inſpire ; il faut qu'ils ſe contentent à quelque prix que ce ſoit, ſans s'appercevoir qu'ils groſſiſſent continuellement un levain d'infirmités qui leur doit faire des jours malheureux, & avancer l'heure de leur mort.

De ces deux choſes, l'une eſt cruelle, l'autre eſt horrible & inſupportable à tous les hommes ſenſuels, particulièrement aux jeunes gens, qui penſent avoir plus de droit à la vie que les autres, & aux libertins qui ne ſont point aſſez aveuglés pour ſe flatter que Dieu laiſſera le vice impuni.

Pour moi, grâce au Ciel, je me trouve exempt des juſtes frayeurs qui doivent les alarmer, lorſqu’ils ſont capables de réflexion. En premier lieu, je ſuis aſſuré que je ne tomberai point malade, parce que j’ai ſoin de prévenir les infirmités par la diète. Secondement, l’âge qui m’approche de la mort, m’apprend à me réſoudre ſans peine à une choſe inévitable, de laquelle il n’y a jamais eu d’homme qui ait pu ſe garantir. C’eſt une folie de craindre ce qu’on ne peut éviter ; mais j’eſpère, lorſque j’en ferai là, que les mérites de Jeſus-Chriſt ne me ſeront pas inutiles ; & cependant ſi je conviens que je dois mourir, je ne laiſſe pas d’être perſuadé que ce ne ſera de long-temps, étant certain que cet anéantiſſement ne ſauroit arriver que par la conſommation de l’humide radical uſé par la vieilleſſe.

La vie réglée que j’obſerve, ne laiſſe à la mort que cet unique moyen de me détruire.

Les humeurs de mon corps ne peuvent me faire plus de mal que m'en firent les qualités élémentaires qui régnoient dans la nature lors de ma naiſſance. Je ne ſuis pas aſſez ſtupide pour ne pas comprendre qu'ayant eu un commencement, je dois avoir une fin ; mais puiſqu'il faut mourir, la mort la moins terrible eſt ſans doute celle qui arrive par la diſſolution naturelle des parties qui nous compoſent. La Nature ayant elle-même formé les nœuds de notre vie, peut auſſi les délier avec moins de peine, & attendre plus tard à faire cet office, que les maladies qui les rompent avec violence, & qui ne peuvent nous arriver que par des cauſes étrangères, puiſque rien n'eſt plus contraire à la nature que ce qui contribue à nous détruire.

Lorſqu'on approche de ſa fin, on ſent peu à peu diminuer ſes forces ; les organes & toutes nos facultés s'affoibliſſent. On ne ſauroit plus marcher ; on a peine à parler ; le jugement & la mémoire s'affoibliſſent ; on devient aveugle, ſourd, voûté ; enfin, on voit que la machine s'uſe par-tout. Dieu merci, je ne ſuis pas encore en cet état ; je dois me flatter au contraire que mon ame ſe trouve ſi bien dans mon corps, où elle ne rencontre que paix, union & concorde (malgré les qualités différentes des humeurs qui nous compofent, & les diverfes inclinations que produifent les fens), qu'elle ne voudra pas fi-tôt s'en féparer, & qu'il fera befoin de beaucoup de temps pour l'y réfoudre.

Enfin, je fuis affuré que j'ai encore plufieurs années à vivre en fanté, & que je jouirai long-temps de la douceur d'être au monde, qui certainement eft bien agréable, lorfqu'on en fait profiter. J'efpère d'en trouver encore plus dans l'autre vie, & j'aurai toutes ces obligations aux vertus du régime, à qui je dois la victoire que j'ai remportée fur mes paffions. Il n'y a perfonne qui ne puiffe efpérer le même bonheur, s'il veut vivre comme j'ai vécu.

La vie fobre étant donc fi heureufe, fon nom fi beau, fa poffeffion fi utile, il ne me refte plus, après tout ce que j'ai dit, que de conjurer tous les hommes pour l'amour d'eux-mêmes, de mettre à profit ce tréfor de vie qui étant ici-bas le plus précieux de tous les biens, mérite qu'on le cherche quand on ne l'a pas, & qu'on le conferve quand on l'a.

C'eſt cette divine ſobriété, toujours agréable à Dieu, toujours amie de la nature. Elle eſt fille de la raiſon, ſœur de toutes les vertus, compagne de la tempérance, toujours gaie, toujours modeſte, toujours ſage & réglée dans ſes opérations. Elle eſt la racine de la vie, de la joie, de la ſanté, de l'induſtrie, & de tout ce qui eſt digne de l'occupation d'un eſprit bien fait. Elle a pour appui les lois naturelles & divines. Lorſqu'elle règne, la réplétion, les déſordres, les mauvaiſes habitudes, les humeurs ſuperflues, les indigeſtions, les douleurs, les fièvres, les appréhenſions de la mort, ne mêlent point de dégoût ni d'amertume à nos plaiſirs.

Sa félicité nous invite à l'acquérir, ſa beauté nous y doit engager. Elle nous offre la durée de notre être mortel ; elle eſt la fidelle gardienne de la vie de l'homme riche ou pauvre, vieux ou jeune, de quelque ſexe qu'il puiſſe être. Elle apprend au riche à ne point abuſer de ſon opulence, au pauvre à ſouffrir patiemment les incommodités de la pauvreté, à l'homme la ſageſſe, à la femme la chaſteté, aux vieillards le ſecret d'éloigner la mort, aux jeunes gens le moyen de jouir long-temps de la vie. Elle décrasse la rouille des sens, rend le corps vigoureux, l'esprit net, l'ame belle & grande, la mémoire heureuse, les mouvemens libres, les actions justes. C'est par elle que l'esprit se dégageant de la matière, jouit d'une plus grande liberté, & que le sang coule doucement dans les veines, sans rencontrer d'obstacle à sa circulation. C'est par elle enfin que toutes les puissances du corps & de l'ame s'entretiennent dans une parfaite union, que rien ne peut déconcerter que son contraire.

O sainte & salutaire sobriété! puissant secours de la nature! nourrice de la vie! véritable médecine du corps & de l'ame! Combien l'homme doit-il te donner de louanges, & sentir de reconnoissance de tes bienfaits, puisque tu lui fournis des moyens de gagner le Ciel, & de conserver sur la terre sa vie & sa santé.

Mais n'ayant pas dessein de faire un plus long panégyrique de cette vertu, je finis, & veux encore être sobre sur cette matière, non pas parce que j'en ai assez dit, mais afin d'en dire une autre fois davantage.

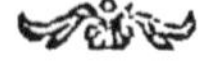

II. Dis-

II. DISCOURS.

De la manière de corriger un mauvais
tempérament.

PLUSIEURS personnes dont la foible conſtitution a beſoin d'un grand ménagement, s'étant bien trouvées de ce que j'ai écrit touchant la ſobriété; l'expérience qu'elles ont faite de l'utilité de mes conſeils, & la reconnoiſſance qu'elles en ont, m'encouragent à reprendre la plume, pour perſuader ceux que les excès n'incommodent point, qu'ils ont tort de ſe confier en la force de leur tempérament.

Quelque bien compoſé qu'il ſoit, il ne tient bon que juſqu'à un certain âge; ces gens-là ordinairement n'ont pas atteint ſoixante ans, qu'ils tombent tout à coup, & ſe ſentent accablés de diverſes maladies. Les uns deviennent goutteux, hydropiques, catarreux; les autres ſont ſujets aux coliques, à la pierre, aux hémorroïdes, enfin, à une infinité de maux qui ne leur arriveroient point, s'ils avoient eu la précaution de ſe conſerver dans leur jeuneſſe. S'ils meu-

G

rent infirmes à quatre-vingt ans, ils auroient vécu fains jufqu'à cent, & auroient fourni la carrière que la Nature a ouverte à tous les hommes.

Il eft croyable que cette Mère commune fouhaite que tous fes enfans vivent du moins un fiècle entier ; & puifque plufieurs d'entr'eux ont été jufque-là, pourquoi les autres ne feroient-ils pas en droit d'efpérer le même avantage?

Je ne difconviens pas que nous ne foyons fujets aux influences des aftres qui préfident à notre naiffance. Leurs afpects bons ou mauvais affoibliffent ou fortifient les refforts de notre vie ; mais l'homme étant doué de jugement & de raifon, doit réparer par une fage conduite le tort que lui fait fon étoile ; il peut prolonger fes jours, par le moyen de la fobriété, auffi long-temps que s'il étoit né fort robufte & fort vigoureux. La prudence prévient & corrige la malignité des planètes ; elles nous donnent de certaines inclinations ; elles nous portent à certaines chofes, mais elles ne nous y forcent pas ; nous pouvons leur réfifter, & c'eft en ce fens-là que le fage eft au deffus des aftres.

Je fuis né fort bilieux, & par conféquent

fort prompt ; je m'emportois autrefois pour le moindre sujet, je brusquois tout le monde, & j'étois si insupportable, que beaucoup d'honnêtes gens évitoient de me fréquenter. Je m'apperçus du tort que je me faisois ; je connus que la colère est une véritable folie, qu'elle nous trouble le jugement, qu'elle nous emporte hors de nous-mêmes, & que la seule différence entre un homme qu'elle possède & un foux furieux, est que celui-ci a perdu l'esprit pour toujours, & que l'autre ne le perd que par intervalles. La vie sobre m'a guéri de cette frénésie ; par son secours, je suis devenu si modéré & tellement maître de cette passion, qu'on ne s'apperçoit plus qu'elle soit née avec moi.

On peut de même, avec la raison & la vie réglée, corriger un mauvais tempérament, & malgré la délicatesse de sa complexion, vivre long-temps en bonne santé. Je ne pouvois passer quarante ans, si j'avois suivi toutes mes inclinations ; cependant me voici dans ma quatre-vingt-sixième année. Si les longues & dangereuses maladies que j'ai eues dans ma jeunesse, n'avoient pas consumé beaucoup de l'humide radical, dont la perte est irréparable, je serois assuré d'achever le fiècle de ma vie ; mais fi je ne m'en flatte pas tout à fait, je trouve que c'eft toujours beaucoup d'avoir vécu quarante-fix ans plus que je ne devois efpérer de vivre, & que dans ma vieilleffe ma conftitution foit encore fi parfaite, que non feulement mes dents, ma voix, ma mémoire & mon cœur, foient à préfent ce qu'ils étoient dans les plus belles années de mon adolefcence, mais encore que mon jugement n'a rien perdu de fa netteté ni de fa force.

Je fuis perfuadé que cela vient de la diminution que je fais des alimens à mefure que je vieillis. L'expérience que les enfans ont plus d'appétit & reffentent plus fouvent la faim que les hommes formés, nous doit faire comprendre, que dans un âge avancé, nous avons moins befoin de nourriture que dans le commencement de notre vie. Un homme extrêmement vieux ne fauroit quafi plus manger, parce qu'il ne peut guère digérer ; peu de nourriture lui fuffit, un jaune d'œuf le raffafie ; je me réglerai fur cela à la fin de mes jours, efpérant par cette conduite de mourir fans violence ni douleur, & ne doutant point que ceux qui m'imiteront, ne finiffent par une mort auffi douce, puifque

nous fommes tous d'une même efpèce, &
compofés les uns comme les autres.

Rien n'étant donc plus avantageux à l'homme fur la terre que d'y refter long-temps,
il eft obligé de conferver fa fanté autant
qu'il lui eft poffible, & c'eft ce qu'il ne peut
faire que par la fobriété. Véritablement il y a
des gens qui boivent & qui mangent beaucoup, & qui ne laiffent pas de vivre un fiècle; leur exemple fait que d'autres fe flat-
tent d'aller auffi loin qu'eux, fans avoir befoin de fe contraindre : Ils ont tort, par deux
raifons. La première, c'eft qu'entre mille,
à peine s'en trouve-t-il un d'une fi bonne
conftitution. La feconde, c'eft qu'ordinairement la vie de ces gens-là fe termine par
des maladies qui les font beaucoup fouffrir
en mourant; ce qui n'arrivera point à ceux
qui fe gouverneront comme je fais. On rifque de ne pas atteindre cinquante ans pour
n'ofer entreprendre une vie réglée, qui n'eft
point impoffible, puifque je la pratique, que
bien des gens l'ont obfervée & l'obfervent
actuellement, & l'on eft infenfiblement ho-
micide de foi-même, parce qu'on ne peut
fe mettre dans l'efprit, que malgré le faux
attrait de la volupté, l'homme fage ne doit

point trouver difficile l'exécution de ce que la raison lui conseille.

Elle nous dira, si nous l'écoutons, qu'un bon régime est nécessaire pour vivre long-temps, & qu'il consiste en deux choses, la qualité & la quantité. La qualité, à ne point user d'alimens contraires à notre estomac. La quantité, à n'en pas prendre plus qu'il en faut pour une facile digestion.

Notre expérience nous doit régler sur ces deux principes, lorsque nous sommes parvenus à quarante, à cinquante ans, au plus tard à soixante. Celui qui met en pratique la connoissance de ce qui lui est bon, & qui continue une vie frugale, entretient les humeurs dans un parfait tempérament, & leur ôte toute occasion de s'altérer, quoiqu'il souffre le froid & le chaud, qu'il fatigue, qu'il veille, à moins que ce ne soit par excès. Cela étant, n'est-on pas obligé de vivre sobrement, & ne doit-on pas se délivrer de l'appréhension de succomber à la moindre intempérie de l'air, & à la moindre fatigue, qui nous rendent malades, pour peu qu'il y ait de disposition ?

Il est vrai que les hommes les plus sobres peuvent être incommodés quelquefois,

lorſqu'ils ſont contrains de s'écarter de la
règle qu'ils ont accoutumé d'obſerver ; mais
enfin , ils ſont ſûrs que leurs maux ne durent
tout au plus que deux ou trois jours , encore
ne peuvent-ils avoir de fièvre. La laſſitude
& l'épuiſement ſont aiſément réparés par
le repos & par la bonne nourriture; l'inclé-
mence des aſtres ne ſauroit mettre en mouvement les humeurs malignes de ceux qui
n'en ont point. Les maux que produiſent les
excès de la bouche ont une cauſe intérieure ,
& peuvent être dangereux ; mais ceux qui
n'ont point d'autre origine que les influences du Ciel, n'agiſſant qu'extérieurement,
ne ſauroient faire de grands déſordres.

Il ſe trouve des gens de bonne chère qui
ſoutiennent que tout ce qu'ils mangent les
incommode ſi peu , qu'ils ne ſe font point
encore apperçus en quelle partie de leur corps
eſt leur eſtomac ; & moi , je leur ſoutiens
qu'ils ne parlent pas ſincèrement , & que cela
n'eſt pas naturel. Il eſt impoſſible que tout
ce qui a l'être ſoit d'une compoſition ſi parfaite que le froid, le chaud, le ſec ou l'humide n'y domine, & la diverſité de mets dont
ils ſe ſervent, différens en qualité, ne peuvent leur être également propres. Ces gens-

là ne fauroient difconvenir qu’ils font quelquefois malades, fi ce n’eft par une indi-
geftion fenfible; ce font des maux de tête,
des infomnies, des fièvres dont ils fe guériffent en faifant diète, & en prenant des
médecines qui les évacuent; ainfi il eft certain, que leurs maladies ne proviennent que
de réplétion, ou d’avoir ufé d’alimens contraires à leur eftomac.

La plupart des vieilles gens s’excufent de
la multitude & de la durée de leurs repas,
en difant qu’il eft néceffaire qu’ils mangent
beaucoup pour entretenir leur chaleur naturelle, qui fe diminue à mefure que leur
âge s’augmente, & que pour exciter l’appétit, il faut qu’ils cherchent des ragoûts,
& qu’ils mangent tout ce qui leur vient en
fantaifie; que fans cette complaifance pour
leur bouche, ils mourroient bientôt. Je leur
répète encore que la Nature, pour conferver le vieillard, l’a compofé de manière qu’il
peut vivre avec peu d’alimens; que fon eftomac n’en fauroit même digérer une grande
quantité, & qu’il ne doit point craindre de
mourir faute de manger, puifque lorfqu’il eft
malade, il eft obligé d’avoir recours à la diète,
que les Médecins lui ordonnent fur toutes

chofes ; qu'enfin , fi ce remède a la vertu de nous retirer quelquefois des bras de la mort, on a tort de ne pas croire qu'en mangeant un peu plus qu'on ne fait quand on eft malade , on ne puiffe vivre long-temps fans le devenir.

D'autres aiment mieux être incommodés deux ou trois fois l'année de leur goutte , de leur fciatique , & de leurs infirmités ordinaires , que de fouffrir toujours la gêne & la mortification de ne pouvoir contenter leurs appétits, étant affurés que s'ils tombent malades, la diète fera pour eux une reffource infaillible qui les guérira. Qu'ils apprennent de moi, qu'à mefure que l'âge avance, la chaleur naturelle diminue ; que la diète , méprifée comme précaution & confidérée comme médecine, ne fauroit avoir toujours la même vertu, ni la même force pour cuire les crudités & réparer les défordres que caufe la réplétion; qu'enfin, ils courent rifque d'être les dupes de leur efpérance & de leur gourmandife.

D'autres difent qu'il vaut mieux, en faifant bonne chère , fe donner ce qu'ils appellent du bon temps, & vivre quelques années de moins. Il n'eft pas furprenant

G v

que les fous méprisent la vie ; le monde ne fait pas une grande perte quand ils en sortent, mais c'en est une considérable, lorsque les gens sages, vertueux & spirituels entrent dans le tombeau. Si l'un d'eux est Cardinal, il peut devenir Pape en vieillisiant ; s'il est considérable dans sa République, il peut en devenir le Chef ; s'il est savant, s'il excelle en quelque art, il excellera encore davantage ; il fera honneur à sa Patrie, & sera regardé avec admiration.

Il y en a d'autres qui se sentant vieillir, quoique leur estomac devienne de jour en jour moins capable d'une bonne digestion, ne veulent pas pour cela diminuer leur nourriture. Ils diminuent seulement le nombre des séances qu'ils avoient accoutumé de faire à table, & parce qu'ils se trouvent incommodés de deux ou trois repas par jour, ils croyent conserver leur santé en n'en faisant qu'un, afin, disent-ils, que l'intervalle d'une réfection à l'autre facilite la digestion des alimens qu'ils auroient pris en deux fois. Ainsi ils mangent tant de cet unique repas, que leur estomac surchargé de viandes s'en trouve accablé, & en convertit le superflu en mauvaises humeurs, qui engendrent le maladies & la mort. Je n'ai jamais vu perfonne vivre long-temps par cette conduite. Ces gens-là vivroient affurément davantage, s'ils diminuoient la quantité de leur nourriture ordinaire, à mefure qu'ils avancent en âge, & s'ils mangeoient beaucoup moins & un peu plus fouvent.

Quelques-uns penfent qu'effectivement la fobriété peut conferver la fanté, mais qu'elle ne prolonge pas la vie ; cependant il s'eft vu des gens dans les fiècles paffés qui l'ont prolongée par ce moyen ; il s'en voit encore aujourd'hui, & j'en fuis un exemple ; mais puifqu'on ne peut pas dire qu'elle abrège nos jours, comme font les infirmités caufées par la réplétion, il ne faut pas beaucoup de fens commun pour comprendre que pour vivre long-temps, il vaut mieux être fain que malade, & que par conféquent la fobriété contribue davantage à la durée de la vie, qu'une exceffive abondance d'alimens.

Quelques chofes que puiffent dire les voluptueux, la fobriété eft infiniment utile à l'homme ; il lui doit fa confervation ; elle éloigne de fon efprit les triftes idées de la mort ; c'eft par fon moyen qu'il devient fage, & qu'il parvient à un âge où la raifon

& l'expérience lui donnent des armes pour s'affranchir de la tyrannie des paffions qui exercent dans fon cœur un cruel empire pendant prefque tout le cours de fa vie. O fainte & bienfaifante fobriété! que je t'ai d'obligation de voir encore la lumière du jour, qui a bien des charmes quand on fuit tes maximes, & qu'on obferve conftamment les lois que tu prefcris! Lorfque je ne refufois rien à mes fens, je ne goûtois point de plaifirs fi purs que ceux dont je jouis à préfent; ils étoient fi agités & fi mêlés de peines, que je trouvois jufque dans la volupté plus d'amertume que de douceur.

O bienheureufe vie! qui, outre tous les biens que tu procures à ton vieillard, conferves fon eftomac en un état fi parfait, qu'il trouve plus de goût au pain fec, que les gens fenfuels n'en ont pour les morceaux les plus délicats & les mieux affaifonnés. L'appétit que tu nous donnes pour le pain, eft jufte & raifonnable, puifque c'eft la nourriture la plus propre à l'homme, quand elle eft accompagnée du befoin & du défir de manger. La vie fobre n'eft jamais fans ce défir. Ainfi mangeant peu, mon eftomac a fouvent befoin de cette manne que je goûte

quelquefois avec tant de plaifir, que je croi-
rois pécher contre la tempérance, fi je ne
favois pas qu’il faut manger pour vivre, &
qu’on ne peut ufer d’une nourriture plus
fimple & plus naturelle.

Et toi, Mère de tous les humains ! Nature, qui aimes fi fort la confervation de notre être, que tu donnes au vieillard la facilité de vivre avec peu de nourriture, & qui
lui fais comprendre que fi, dans la vigueur
de fon jeune âge, il faifoit par jour deux
repas, il doit les partager en quatre, afin
que fon eftomac ait moins de peine à digérer, je ne puis trop admirer ta fageſſe & ta
prévoyance ! Je fuis tes confeils & m’en trouve
bien.

Les efprits ne font point fuffoqués par les
alimens dont j’ufe ; ils en font feulement
réparés & entretenus. Je me trouve toujours
une égale fanté ; je fuis toujours gai, & plus
encore après le repas qu’auparavant. J’ai accoutumé, en fortant de table, d’étudier ou
d’écrire. Je n’ai jamais remarqué que l’application, après avoir mangé, m’ait incommodé ; j’en fuis également capable en quelque
temps que ce foit, & ne me trouve jamais
affoupi, comme bien des gens, parce que le

peu de nourriture que je prends n'eft pas
fuffifant pour m'envoyer à la tête des fumées de l'eftomac, qui rempliffent le cerveau,
& le rendent incapable de fes fonctions.

Voici de quoi je me nourris ; je mange
du pain, du potage, des œufs frais, du veau,
du chevreau, du mouton, des perdrix, des
poulets, des pigeons. Entre le poiffon de
mer, je choifis la dorade, & entre celui de
rivière, le brochet. Tous ces alimens font
propres aux vieillards ; s'ils font fages, ils
doivent leur fuffire & n'en point chercher
d'autres.

Le vieillard indigent, qui n'a pas la commodité de les avoir tous, fe doit contenter de pain, de potage & d'œufs. Il n'y a
point d'homme, fi pauvre foit-il, à qui ces
alimens puiffent manquer, fi ce ne font les
gueux de profeffion, qui font réduits à l'au-
mône, dont je ne prétends pas parler, parce
que s'ils font miférables dans leur vieilleffe,
c'eft pour avoir été pareffeux & fainéans dans
leur jeune âge ; ils font plus heureux morts
qu'en vie, & ne font qu'embarraffer le monde ; mais ce malheureux, qui n'a que du
pain, du potage & des œufs, n'en doit pas
prendre beaucoup à la fois, & doit fe régler

fi bien fur la quantité de fes alimens, qu'il
ne puiffe mourir que par pure diffolution :
car il ne faut pas s'imaginer qu'il n'y ait
que les bleffures qui faffent les morts violentes; les fièvres & tant d'autres maladies
dont on expire dans le lit, font de ce nombre, étant caufées par des humeurs que la
nature ne combattroit pas fi elles étoient naturelles.

Quelle différence de la vie fobre à la vie déréglée! Celle-ci avance notre dernière heure;
l'autre l'éloigne, & nous fait jouir d'une parfaite fanté. Combien la bonne chère m'a-t-
elle enlevé de parens & d'amis, qui feroient
encore au monde s'ils m'avoient cru? Mais
elle n'a pu m'anéantir comme elle a fait tant
d'autres, & parce que j'ai eu la force de réfifter à fes charmes, je refpire & fuis parvenu
à une belle vieilleffe.

Si je ne t'avois pas abandonnée, fource infâme de corruption, je n'aurois pas le plaifir
de voir onze petits-fils, tous fages & tous
bien faits, ni celui de jouir des embelliffemens
que j'ai fait faire à mes maifons & à mes jardins. Il falloit du temps pour ces réparations,
& j'en ai eu de refte. Et toi, cruelle gourmandife! tu termines fouvent les jours de tes

esclaves, avant qu'ils ayent achevé ce qu'ils
commencent. Ils n'ofent rien entreprendre
de longue haleine ; s'ils font affez heureux
pour voir la fin de leurs travaux, ils n'en
jouiffent pas long-temps. Mais pour te faire
connoître telle que tu es, c'eft-à-dire, un
mortel poifon, le plus dangereux ennemi
de l'homme, & fouhaitant que tous tant
qu'ils font conçoivent de l'horreur pour toi,
je prétends que mes onze petits-fils te décla-
rent la guerre, & qu'imitant mon exemple, ils
en fervent à tout le genre humain, de l'abus
de tes convoitifes, & de l'utilité de la diète.

Je ne puis comprendre qu'une infinité de
gens fort fages, & fort raifonnables d'ailleurs, ne peuvent fe réfoudre à modérer leur
infatiable appétit à cinquante ou foixante
ans, ou du moins lorfqu'ils commencent à
reffentir les infirmités de la vieilleffe. Ils peuvent s'en délivrer par la diète, & elles deviennent incurables, parce qu'ils ne l'obfervent pas. Je ne fuis point fi furpris que les
jeunes gens ayent de la peine à s'y réfoudre, ils ne font pas affez capables de réflexion, & leur jugement n'eft pas encore affez folide pour réfifter aux charmes des fens ;
mais à cinquante ans on doit fe gouverner

par la raiſon, qui nous prouvera, ſi nous la conſultons, que contenter ſans règle ni meſure tous nos appétits, eſt le moyen de devenir infirmes & de mourir jeunes. Encore ſi le plaiſir du goût duroit; mais à peine eſt-il commencé, qu'il paſſe & qu'il finit; plus on le prend, moins on y eſt ſenſible, & les maux qu'il nous procure ſe perpétuent juſqu'au tombeau. L'homme ſobre ne doit-il pas être aſſez ſatisfait, lorſqu'il eſt à table, d'être aſſuré que toutes les fois qu'il en ſort, ce qu'il a mangé ne ſauroit l'incommoder.

J'ai voulu ajouter ce ſupplément à mon Traité ; il eſt court & renferme d'autres raiſons. Si j'en ai fait deux parties, c'eſt qu'on lit plus volontiers un petit Ouvrage qu'un long. Je ſouhaite que beaucoup de gens ayent la curioſité de voir l'un & l'autre, & qu'ils en faſſent leur profit.

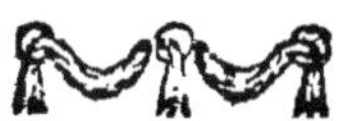

III. DISCOURS.

Lettre au Seigneur BARBARO, Patriarche d'Aquilée.

Moyens pour jouir d'une félicité parfaite dans un âge avancé.

IL faut avouer que l'esprit de l'homme est un des plus grands ouvrages de la Divinité, & que c'est le chef-d'œuvre de notre Créateur. N'est-ce pas une chose merveilleuse que de pouvoir, en s'écrivant, s'entretenir de loin avec ses amis ? Et la Nature n'est-elle pas admirable de nous donner le moyen de nous voir avec les yeux de l'imagination, comme je vous vois à présent, Monseigneur ? C'est de cette manière que j'entrerai en conversation avec vous, & que je vous raconterai plusieurs choses agréables & utiles. Il est vrai que ce que je vous dirai n'est pas nouveau par rapport à la matière ; mais je ne vous l'ai jamais dit à quatre-vingt-onze ans. Il est étonnant que je puisse vous apprendre que ma santé & mes forces se soutiennent si bien, qu'au lieu de diminuer

avec l'âge, elles femblent augmenter à mefure que je vieillis. Tous ceux qui me connoiffent en font furpris, & moi, qui fais à
quoi je dois attribuer ce bonheur, j'en publie
par-tout la caufe; je fais mon poffible pour
prouver à tous les hommes qu'on peut jouir
fur la terre d'une félicité parfaite après l'âge
de quatre-vingt ans, & qu'on ne peut l'acquérir fans la continence & fans la fobriété,
qui font deux vertus chéries de Dieu, parce
qu'elles font ennemies des fens & favorables
à notre confervation.

Je vous dirai donc, Monfeigneur, que ces
jours paffés, quelques Docteurs de notre Uni-
verfité, tant Médecins que Philofophes, font
venus s'informer à moi de la manière dont
je me nourris; qu'ayant appris que je fuis
encore plein de vigueur & de fanté; que tous
mes fens font parfaits; que ma mémoire,
mon cœur, mon jugement, le ton de ma
voix, & mes dents, font comme dans mon
jeune âge; que j'écris de ma main fept ou
huit heures par jour, & que je paffe le refte
de la journée à me promener de mon pied,
& à prendre tous les plaifirs permis à un
honnête homme, jufqu'à la mufique où je
tiens ma partie. Ah! Monfeigneur, que vous

trouveriez ma voix belle, fi vous m'en-
tendiez chanter les louanges de Dieu au fon
de ma lyre, comme un autre David! Vous
feriez furpris & charmé de l'harmonie qui
fort du fond de mon eftomac. Ces Meffieurs
admirèrent particulièrement la facilité que
j'ai d'écrire fur des matières qui demandent
une extrême contention d'efprit, & qui loin
de me fatiguer me divertiffent. Vous ne de-
vez pas douter que prenant aujourd'hui la
plume pour avoir l'honneur de vous entretenir, le plaifir que je me fais d'une femblable occupation ne foit encore plus fenfible & plus grand pour moi que ceux que
je fuis accoutumé de prendre.

Ces Docteurs me dirent que je ne devois point être confidéré comme un vieillard, puifque toutes mes Œuvres & mes
occupations étoient celles d'un jeune homme, & ne reffembloient nullement à celles
des gens fort âgés, qui ne font plus capables de rien après quatre-vingt ans, qui font
accablés d'infirmités & de maux, qui lan-
guiffent & fouffrent continuellement.

Que s'il s'en trouve de moins infirmes,
leurs fens font ufés; la vue & l'ouïe leur
manquent; les jambes & les mains leur trem-

.blent; ils ne peuvent plus marcher ni rien faire ; & s'il y en a quelqu'un exempt de ces difgraces, fa mémoire diminue, fon efprit baiffe, fon cœur s'affoiblit; enfin, il ne jouit point de la vie auffi entièrement que je fais. Ce qui les étonna beaucoup, fut une chofe, qui en effet eft furprenante; c'eft que par une répugnance invincible , je ne puis boire de quelque vin que ce puiffe être, pendant les mois de Juillet & d'Août de chaque année. Il m'eft fi fort contraire en ce temps-là, que je mourrois infailliblement fi je m'efforçois à en boire : car mon eftomac, non plus que mon goût , ne le peuvent fouffrir ; en forte que le vin étant le lait des vieillards , il femble que je ne puiffe conferver ma vie fans cette fûbftance. Mon eftomac étant donc privé d'un fecours fi utile & fi propre à entretenir fa chaleur, je ne puis manger que très-peu , & ce peu de nourriture me caufe , vers la mi-Août, une foibleffe que les confommés & les cordiaux ne foulagent point : cependant cette débilité n'eft accompagnée d'aucune douleur , ni d'aucun accident fâcheux. Nos Docteurs jugèrent que fi le vin nouveau , qui me rétablit parfaitement au commencement de

Septembre, n'étoit pas encore fait en ce temps-là, je ne pourrois éviter la mort. Ils ne furent pas moins surpris de ce qu'en trois ou quatre jours le vin nouveau me rend la vigueur que le vin vieux m'avoit ôtée ; chose dont ils ont été les témoins ces jours-ci, m'ayant vu dans ces différens états, sans quoi ils n'auroient pu le croire.

Plusieurs Médecins m'ont prédit, il y a plus de dix ans, qu'il me feroit impossible d'en passer deux ou trois avec cette fâcheuse répugnance : cependant je me suis trouvé encore moins foible, & me suis plutôt rétabli cette année-ci que les précédentes. Cette espèce de prodige, & tant de grâces que je reçois de Dieu, les obligèrent de me dire qu'en naissant j'en avois apporté une spéciale & particulière de la nature ou des astres ; & pour établir leur opinion, ils employèrent toute leur rhétorique & firent de savans discours. Il faut avouer, Monseigneur, que l'éloquence a bien du pouvoir sur l'esprit humain, puisque souvent elle persuade que ce qui est n'est point, & que ce qui n'est pas peut être. J'eus un sensible plaisir à les entendre parler, & cela ne pouvoit manquer, parce que ce sont de fort

habiles gens ; mais ce qui m'en caufa principalement, fut la réflexion, que l'âge & l'expérience peuvent rendre un homme plus favant que ne font les Ecoles. Ce font deux
moyens infaillibles pour acquérir des lumières, & ce fut en effet par leur fecours que
je connus l'erreur de cette opinion. Pour
détromper ces Meffieurs & les inftruire , je
leur répondis que leurs argumens étoient
faux ; que la grâce que je recevois n'étoit
point fpéciale, mais générale & univerfelle ; qu'il n'y avoit perfonne fur la terre
qui ne pût la recevoir aufii bien que moi ;
que je n'étois qu'un homme comme tous
les autres ; que nous avons tous, outre l'exif-
tence, le jugement, l'efprit, la raifon ; que
nous naifîons tous avec ces mêmes facultés
de l'ame , parce que le Seigneur a voulu
que nous euffions ces avantages fur les autres animaux, qui n'ont rien de commun
avec nous que l'ufage des fens ; qu'enfin ,
le Créateur nous a donné cette raifon & ce
jugement pour conferver notre vie, en forte
que cette grâce nous vient immédiatement
de Dieu, & non pas de la nature, ni des
aftres ; que l'homme, lorfqu'il eft jeune,
étant plus fenfuel que raifonnable, donne

tout à fes plaifirs, & que lorfqu'il eft parvenu à quarante ou cinquante ans, il doit
favoir qu'il eft à la moitié de fa vie, grâce
à la bonté de fon tempérament, qui l'a conduit jufque-là ; mais qu'étant arrivé à ce
période, il defcend vers la mort, dont les
infirmités de la vieilleffe font les avant-cou-
reurs ; qu'elle eft auffi différente de la jeuneffe, que la vie réglée eft oppofée à la
débauche ; qu'ainfi il eft néceffaire de changer fa manière de vivre quand on n'eft plus
jeune, particulièrement à l'égard de la quantité & de la qualité des alimens, parce que
c'eft de là d'où dépendent radicalement la
fanté & la durée de nos jours ; qu'enfin, fi
la première partie de la vie a été toute fen-
fuelle, la feconde doit être raifonnable &
réglée : l'ordre étant néceffaire à la confervation de toutes chofes, & principalement
à la vie de l'homme, comme on le connoît
par les incommodités que caufent les excès,
& par la fanté de ceux qui obfervent un
bon régime. Oui, Monfeigneur, il eft impoffible que ceux qui veulent toujours fatisfaire leur goût & leur appétit, n'altèrent
leur tempérament ; & pour ne pas altérer
le mien, lorfque je fuis parvenu à un âge
mûr,

mûr, je me fuis entièrement dévoué à la
fobriété. Il eft vrai que ce ne fut pas fans
peine que je pris cette réfolution, & que
je renonçai à la bonne chère. Je commençai
par prier Dieu de m'accorder la tempérance,
& me mis fortement en tête, que, quelque
difficile que foit une chofe qu'on veut entreprendre, on en vient à bout quand on
s'opiniâtre à vaincre ce qui s'oppofe à fon
exécution. Ainfi je déracinai mes mauvaifes
habitudes, & j'en contractai de bonnes, en
forte que je me fuis accoutumé à une vie d'autant plus auftère & frugale, que mon tempérament étoit devenu fort mauvais lorfque
je la commençai. Enfin, Monfeigneur, lorfqu'ils eurent entendu mes raifons, ils furent
obligés de s'y rendre. Le plus jeune d'entr'eux
me dit, qu'il convenoit que cette grâce
pouvoit être univerfelle pour tous les hommes; mais qu'elle étoit rarement efficace, &
qu'il m'en avoit fallu une fpéciale & vic-
torieufe pour furmonter les délices & l'habitude d'une vie aifée, pour en embraffer
une fort différente; qu'il ne trouvoit pas
cela impoffible, puifque je le pratiquois,
mais que cela lui paroiffoit extrêmement difficile. Je lui répondis qu'il n'eft pas honnête

d'abandonner une belle entreprise à cause
des difficultés qui s'y rencontrent ; que plus
on y en trouve, plus il y a de gloire à acquérir ; que le Créateur souhaite que chacun
parvienne à une longue vie, à laquelle il a
destiné l'homme, parce que dans sa vieillesse, il doit être délivré des fruits amers que
produisent les sens, & doit être rempli de
ceux de la raison ; en sorte qu'alors il quitte
les vices, il n'est plus esclave du Démon,
& se trouve plus en état de faire son salut ;
que Dieu, dont la bonté est infinie, a ordonné que celui qui achevera son cours naturel, finisse sa vie sans mal & par pure dis-
solution, qui est seulement ce qu'on doit appeler une mort naturelle, toutes les autres
étant des morts violentes qu'on se procure
à soi-même par la réplétion & par les excès ;
qu'enfin, Dieu veut que l'homme passe d'une
mort si douce & si paisible à une vie im-
mortelle & glorieuse, comme celle à laquelle
je m'attends. J'espère mourir, lui dis-je,
en chantant les louanges de mon Créateur.
La triste réflexion qu'il faut un jour cesser
de vivre, ne me cause aucun chagrin, quoique je comprenne aisément qu'à mon âge,
ce jour fatal ne peut être guère éloigné ;

que je ne suis né que pour mourir, & qu'une infinité de millions d'hommes sont sortis de la vie plus jeunes que moi. Je ne suis pas plus effrayé de la crainte de l'Enfer, parce que je suis Chrétien, & que j'espère en la miséricorde & aux mérites du sang de JESUS-CHRIST; enfin, je me flatte qu'une aussi belle vie que la mienne sera suivie d'une mort aussi heureuse. A cela, le jeune homme ne me repliqua rien autre chose, si ce n'est qu'il étoit résolu de pratiquer la vie sobre, pour vivre & mourir aussi heureusement que je l'espérois ; & que si jusqu'à présent, il avoit souhaité d'être long-temps jeune, il désiroit d'être bientôt vieux, afin de jouir des plaisirs d'une si admirable vieillesse.

L'envie que j'avois de vous entretenir long-temps, Monseigneur, comme une personne avec qui je ne m'ennuye point, m'a engagé à vous faire une longue Lettre, & m'engage encore à y ajouter un article avant que de la finir.

Quelques gens sensuels disent que je me suis donné bien de la peine à composer mon Traité de la Sobriété, & que j'ai perdu beaucoup de temps pour persuader aux hommes de suivre une chose presqu'impossible ; que

mes conseils seront aussi inutiles que les lois
que Platon voulut établir dans sa République, dont l'exécution étoit si difficile qu'il
ne put jamais obliger personne à les recevoir; qu'il en arrivera de même de ce que
j'ai écrit sur cette matière. Je trouve cette
comparaison peu juste, puisque j'ai pratiqué
ce que j'enseigne beaucoup d'années avant
que de l'avoir écrit; que je ne l'eusse pas
écrit, si je n'avois connu, par ma propre
expérience, que cette pratique n'est pas impossible, qu'elle est même fort utile & fort
sage, & que c'est là le motif qui m'enga-
gea de la publier. En effet, je suis cause que
plusieurs personnes l'observent & s'en trouvent bien, en sorte que les lois de Platon
n'ont aucun rapport à mes conseils. Mais de
telles gens, qui ne refusent rien à la volupté, n'ont garde de me donner leur approbation. Je ne laisse pas de les plaindre,
quoiqu'ils méritent par leurs débauches d'être
tourmentés sur leurs vieux jours d'une infinité de maux, & d'être pour une éternité
les victimes de leurs passions.

Je suis, &c.

IV. DISCOURS.

De la Naissance de l'Homme, & de sa Mort.

POUR ne point manquer au devoir de charité auquel tous les hommes sont obligés les uns envers les autres, & pour ne pas perdre un moment du plaisir de jouir de la vie, je veux écrire encore, & apprendre à ceux qui ne le savent pas, parce qu'ils ne me connoissent point, ce que savent & voyent ceux qui me connoissent. Ce que je vais dire paroîtra impossible ou difficile à comprendre ; rien cependant n'est plus véritable ; c'est un fait connu de bien des gens, & digne de l'admiration de ma postérité. J'ai atteint ma quatre-vingt-quinzième année, & je me trouve sain, gaillard, & aussi content que si je n'avois que vingt-cinq ans.

Ne serois-je pas bien ingrat, si je cessois de remercier la bonté divine de toutes les grâces qu'elle me fait ? A peine la plupart des autres vieillards sont sexagénaires, qu'ils se trouvent accablés d'infirmités ; ils sont tristes, mal-sains, continuellement remplis de l'affreuse pensée de la mort ; ils trem-

H iij

blent jour & nuit de la crainte d'être à la veille d'entrer au tombeau; ils en font si fort occupés qu'il est difficile de les distraire quelques momens de cette funeste imagination. Grâces au Ciel, je suis exempt de leurs maux & de leurs terreurs; il me semble que je ne dois point m'abandonner si-tôt à cette vaine crainte; je le ferai voir dans la suite de ce Discours, & je ferai connoître la certitude que j'ai de vivre jusqu'à plus de cent ans; mais pour donner quelqu'ordre au sujet que je traite, je le commencerai par la naissance de l'homme, & le finirai par sa mort.

Je dis donc que certains corps naissent si mal composés qu'ils ne vivent que peu de jours ou peu de mois. On ne sait si cela vient de la mauvaise disposition du père & de la mère lors de la conception, ou par les influences des astres, ou par une foiblesse de la Nature, qui est forcée à cette défaillance par quelque cause étrangère : car il n'est pas vraisemblable qu'étant la Mère commune de tous les hommes, elle soit capable de prédilection pour une partie de ses enfans, & de cruauté envers les autres.

Ne pouvant savoir au vrai d'où procède la briéveté d'une vie si courte, il est inutile d'en chercher la caufe ; il fuffit que nous fachions qu'il y a des corps qui meurent prefqu'avant que de naître.

D'autres naiffent bien formés & bien fains, mais d'une complexion délicate ; & parmi ceux-là, il s'en trouve qui vivent jufqu'à dix ans, jufqu'à vingt, jufqu'à trente, jufqu'à quarante, fans pouvoir atteindre ce terme qu'on appelle la vieilleffe.

D'autres apportent en naiffant une forte conftitution, & ceux-là deviennent vieux ; mais alors ils font caducs & mal-fains, comme je l'ai déjà fait remarquer, & fe procurent tous les maux qu'ils fouffrent, parce qu'ils ont trop compté fur leur bon tempérament ; ils ne veulent jamais changer leur manière de vivre ; ils ne font aucune différence de leur vieilleffe à leur jeuneffe, comme s'ils devoient avoir à quatre-vingt ans autant de vigueur qu'à la fleur de leur âge. Ainfi ne corrigeant jamais leur conduite, ils ne font point réflexion qu'ils font vieux, que leur complexion s'affoiblit, que leur eftomac perd tous les jours quelque chofe de fa chaleur, & que par cette raifon ils devroient faire plus d'attention aux qualités des alimens folides & liquides dont ils fe nourriffent, auffi bien qu'à la quantité qu'ils en prennent. Ils croyent que l'homme perdant ſes forces en vieilliſſant, doit les réparer & les conſerver par une grande abondance de nourriture; ils ſe figurent que manger beaucoup conſerve leur vie, ils ſe trompent : car la chaleur naturelle venant à s'affoiblir, on l'accable par trop d'alimens, & la prudence veut qu'on proportionne l'emploi qu'on lui donne à ſes facultés digeſtives. Il eſt certain que les humeurs peccantes ne proviennent que d'une digeſtion imparfaite, & qu'on fait peu de bon chyle, lorſqu'on remet dans ſon eſtomac de nouveaux alimens, avant que ceux qu'on a pris dans le repas précédent ſoient entièrement précipités dans les inteſtins. Je ne puis donc trop répéter que la chaleur naturelle commençant à s'affoiblir, il eſt néceſſaire, pour ſe bien porter, de diminuer la quantité de ce qu'on boit & de ce qu'on mange chaque jour, la nature n'ayant beſoin que de peu de choſe pour ſoutenir la vie de l'homme & particulièrement celle du vieillard.

Cependant, au lieu d'en uſer de cette manière, la plupart des vieilles gens vivent toujours comme ils ont accoutumé. S'ils s'étoient retranchés de bonne heure, ils par-

viendroient du moins à l'âge où je me vois,
& jouiroient d'une aussi longue vie que la
mienne, étant nés d'une bonne complexion.
Je dis au moins, car ils pourroient aller
jusqu'à cent vingt ans, comme ont fait beaucoup d'autres qui ont vécu sobrement, que
nous connoissons par nous-mêmes ou par
tradition. Je suppose toujours qu'ils fussent
d'une aussi bonne constitution que ces gens-
là. Si j'avois été aussi bien composé, je ne
douterois pas de pousser la durée de mes
jours jusqu'à cet âge; mais parce que j'ai
apporté en naissant un tempérament délicat,
je n'espère de vivre guère plus d'un siècle;
& tous ceux qui ne sont pas mieux composés que moi, pourroient, en vivant sobrement comme je fais, fournir aisément la
même carrière.

Rien ne paroît plus agréable que cette
certitude de vivre long-temps, pendant que
tout le reste des hommes, qui n'observent
pas les lois de la sobriété, ne sont pas sûrs
de voir le lendemain. Cette attente d'une
longue vie est fondée sur des conséquences
naturelles qui ne peuvent manquer. Il est
impossible que celui qui pratique une vie
sobre & réglée tombe malade, ni meure d'une

mort naturelle, avant le temps que la Nature lui a preſcrit. Il ne peut mourir, dis-je, avant ce temps, parce que la vie ſobre empêche la formation de tous les levains des maladies. Elles ne peuvent être engendrées ſans quelque cauſe ; s'il n'y en a point de mauvaiſe, il ne ſauroit y avoir d'effet fu-neſte, ni de mort violente.

On ne doit point douter que la vie réglée n'éloigne le triſte moment de la mort, puiſqu'elle a la propriété de tenir les humeurs dans un parfait tempérament ; qu'au contraire, la gourmandiſe & l'ivrognerie ne les brouillent, ne les altèrent, ne les irritent, & ne les mettent dans un mouvement qui cauſe les fluxions, les fièvres & preſque tous les accidens qui nous conduiſent au tombeau.

Cependant, quoique la ſobriété, qui nous préſerve de mille maux, puiſſe réparer ce que les excès ont gâté, on ne doit pas croire qu'elle ait le pouvoir de rendre l'homme immortel. Il eſt impoſſible que le temps, qui conſume toutes choſes, ne détruiſe le compoſé le plus parfait : ce qui a eu un commencement doit néceſſairement avoir une fin ; mais l'homme doit finir ſes jours par une mort naturelle, c'eſt-à-dire, ſans aucune douleur, comme on me verra mourir, lorfque l'humide radical fera entièrement confumé.

Je me trouve encore ce principe de vie fi complet, que je me flatte de n'être pas fi-tôt à la veille de mon dernier jour, & je juge que je ne me trompe pas, parce que je me porte bien, que je fuis gai, que je trouve du goût à tout ce que je mange, que je dors tranquillement, qu'enfin tous mes fens ne s'affoibliffent point. J'ai toujours l'imagination vive, la mémoire heureufe, le jugement folide, le cœur bon ; ma voix eft plus harmonieufe qu'elle n'a jamais été, quoique ce foit le premier des organes qui s'affoibliffe, en forte que je chante mon Office tous les matins fans me fatiguer la poitrine, & plus aifément que je n'aurois pu faire dans ma jeuneffe.

Toutes ces chofes font des marques infaillibles que j'ai encore beaucoup de temps à vivre ; mais que ma vie finiffe quand il plaira à Dieu, qu'elle fera glorieufe, ayant été accompagnée de tout le bonheur dont on puiffe jouir fur la terre, depuis que l'âge m'a délivré de l'efclavage des paffions ! La vieilleffe fage & réglée les dompte, arrache leurs raci-

H vj

nes, empêche la production de leurs fruits empoisonnés, & change en bons sentimens tous les mauvais qu'elles inspirent dans le jeune âge.

N'étant plus attaché aux sens, je ne suis point affligé par la réflexion que mon ame doit être séparée de mon corps; je ne suis plus agité d'inquiétudes, tourmenté de désirs, chagrin de la privation de ce que je n'ai pas; la mort de mes parens & de mes amis ne me cause point d'autre tristesse que celle d'un premier mouvement naturel qu'on ne peut empêcher, mais qui ne dure guère.

J'ai encore moins de sensibilité pour la perte des biens temporels, ce qui a surpris beaucoup de gens. Cela arrive seulement à ceux qui deviennent vieux par le moyen de la sobriété, & non pas à ceux qu'une forte complexion conduit à la vieillesse malgré les excès de la bouche. Ceux-là jouissent dès ce monde d'un Paradis anticipé, pendant que ceux-ci ne peuvent goûter de plaisirs sans une infinité de peines. Qui ne se trouveroit heureux à mon âge, de ne sentir jamais rien qui cause la moindre incommodité? Bonheur qui n'accompagne que très-rarement la plus florissante jeunesse. Il n'y en a point qui ne foit fujette à mille tribulations, dont je fuis tout à fait exempt : au contraire, je reſſens mille plaiſirs auſſi purs que tranquilles.

Le premier eſt de rendre ſervice à ma Patrie. Que ce plaiſir flatte innocemment ma vanité ! lorſque je fais réflexion que j'ai fourni à mes Compatriotes des moyens utiles pour fortifier leur Ville & leur Port ; que ces ouvrages ſubſiſteront après un grand nombre de ſiècles ; qu'ils contribueront à rendre Veniſe une République fameuſe, une Ville riche & incomparable, & ſerviront à lui perpétuer le beau titre de Reine de la mer.

J'ai encore la ſatisfaction d'avoir donné à ſes habitans le moyen d'avoir toujours abondamment toutes les choſes néceſſaires à la vie, en défrichant des terres incultes, en faignant des marais, en abreuvant & en engraiſſant des campagnes qui étoient ſtériles par l'aridité de leur terroir ; ce qui n'a pu être fait dans un petit eſpace de temps.

Enfin, j'ai rendu la Ville où je ſuis né, plus forte, plus riche & plus belle qu'elle n'étoit ; j'ai rendu meilleur l'air qu'on y reſpire : tout cela me fait honneur, & rien ne m'empêche de jouir de la gloire qui m'eſt due.

La mauvaife fortune m'ayant ôté, dans ma jeuneffe, des biens confidérables, j'ai fu réparer ces pertes par mon induftrie; en forte que fans avoir fait tort à perfonne, & fans autre fatigue que de donner des ordres, j'ai doublé mon revenu, & je laifferai à mes petits-fils une fois plus de bien que je n'en ai eu de patrimoine.

Une fatisfaction à laquelle je fuis plus fenfible qu'à toutes les autres, c'eft que ce que j'ai écrit de la fobriété, commence à être utile à quantité de perfonnes, qui publient hautement l'obligation qu'elles m'ont de cet ouvrage. Plufieurs d'entr'elles m'ont mandé des pays étrangers, qu'après Dieu elles me font redevables de la vie.

J'ai encore un plaifir, dont la privation me chagrineroit fort, c'eft que j'écris & trace de ma main tout ce qui m'eft néceffaire pour mes bâtimens, & pour la conduite de mes affaires domeftiques.

J'ai celui d'avoir de fréquentes converfations avec des gens favans dont je tire tous les jours de nouvelles lumières; chofe étonnante, qu'à mon âge, j'aye une facilité merveilleufe d'apprendre & de concevoir les fciences les plus relevées & les plus difficiles.

Mais ce qui fait que je me confidère comme l'un des hommes les plus heureux, c'eft que je jouis en quelque manière de deux vies, l'une terreftre par rapport aux actions corporelles, & l'autre divine & célefte par les délices de l'efprit qui ont bien des charmes, quand ils font fondés fur des fujets raifonnables, & fur une affurance morale des biens infinis que la bonté de Dieu nous prépare.

Je jouis donc parfaitement de cette vie mortelle, grâce à la fobriété, qui eft infiniment agréable à Dieu, parce qu'elle eft la protectrice des vertus & l'ennemie irréconciliable des vices, & je jouis par anticipation de la vie éternelle, en penfant fi fouvent au bonheur dont elle doit être accompagnée, que je ne fonge quafi plus à autre chofe. J'envifage la mort comme un paffage néceffaire pour arriver au Ciel, & je fuis fi charmé de la glorieufe élévation à laquelle je crois mon ame deftinée, que je ne puis plus m'abaiffer jufqu'aux bagatelles qui occupent la plupart des gens du monde. La privation des plaifirs auxquels je fuis le plus fenfible, ne me donne point d'inquiétude : au contraire, leur perte m'infpire de la joie, parce qu'elle

doit être le commencement d'une vie in-
comparablement plus heureufe.

Qui pourroit avoir du chagrin s'il étoit
à ma place? Cependant, il n'y a perfonne
qui ne puiffe efpérer une femblable félicité,
s'il veut vivre comme moi: car enfin, je
ne fuis ni un Saint, ni un Ange; je fuis
un homme, & le ferviteur d'un Dieu, à
qui la vie réglée eft fi agréable qu'il récompenfe dès ce monde ceux qui la pratiquent.

Si tous ceux qui fe retirent dans les Monaftères, pour y mener une vie pénitente, une
vie d'oraifon, une vie contemplative, ajou-
toient à toutes leurs vertus la prudence de
diminuer eux-mêmes leur portion, ils auroient encore plus de mérite & deviendroient
plus vénérables.

Ils feroient confidérés comme des Saints,
par la longueur de leurs auftérités, & feroient honorés comme ces vieux Patriarches
& ces anciens Hermites, qui obfervoient une
continuelle fobriété & vivoient fi long-temps.
Ils obtiendroient peut-être affez de grâces
à fix-vingt ans, pour faire des miracles qu'ils
ne peuvent opérer, faute d'une perfection
à laquelle ils n'ont pu atteindre avant ce
temps-là; & outre cette prérogative, qui eft

une marque prefqu'infaillible de prédeftina-
tion, ils feroient toujours en bonne fanté;
ce qui fe trouve auffi rarement dans la vieilleffe des Moines les plus pieux, que dans celle
de la plupart des fages mondains.

Plufieurs de ces bons Religieux croyent que
Dieu attache exprès des infirmités à la vieilleffe, pour tenir lieu de pénitence des péchés
commis dans le jeune âge. C'eft une erreur à
mon fens; je ne puis croire que Dieu, qui
aime l'homme, fe plaife à le voir dans la fouf-
france. Nos maux font l'ouvrage du Démon &
du péché, & non pas celui d'un Dieu, qui
eft notre Père & notre Créateur; il défire que
l'homme foit heureux en ce monde & en
l'autre; fes commandemens ne tendent qu'à
cela, & la tempérance ne feroit pas une
vertu, fi les avantages qu'elle nous procure, en nous préfervant des maladies,
étoient oppofés aux deffeins de Dieu dans
notre vieilleffe. Enfin, fi tous les vrais dé-
vots étoient fobres, la Chrétienté feroit remplie de Saints, comme dans la primitive
Églife, & en auroit encore davantage, parce
qu'il y a plus de Chrétiens à préfent qu'il
n'y en avoit en ce temps-là. Combien de
vénérables Religieux édifieroient par leurs

prédications & par leurs bons exemples? Combien de pécheurs recevroient de grâces par leurs interceffions? Combien de bénédictions fe répandroient fur la terre? Ces bons Moines, en fuivant les maximes que je profeffe, ne devroient pas avoir peur de contrevenir à celles de leur Inftitution. Il n'y en a point qui ne permette l'ufage du pain, du vin & des œufs; quelques-uns même permettent de manger de la viande; on y fert, outre ces chofes, des légumes, des falades, des fruits, des gâteaux, qui quelquefois font des alimens nuifibles à certains eftomacs; parce qu'on leur préfente ces mets au réfectoire, ils croiroient peut-être ne pas bien obferver leur règle, s'ils s'en abftenoient; cependant ils feroient beaucoup mieux, fi, à trente ans paffés, ils quittoient cette nourriture, & fe contentoient de pain, de vin, de potages & d'œufs, qui font les meilleurs alimens que puiffe prendre un corps délicat. Cette nourriture feroit encore plus agréable que celle des anciens Pères du Défert, qui ne buvoient que de l'eau pure; qui mangeoient feulement des fruits fauvages, des herbes & des racines, crues, & qui ne laiffoient pas de vivre long-temps fans infirmité. Nos Anachorètes trouveroient ainſi le chemin du Ciel plus facile que ceux de la Thébaïde, & ne laiſſeroient pas de faire, par ce régime, une eſpèce de pénitence qui leur feroit méritoire.

Je finis en diſant que la grande vieilleſſe pouvant être ſi utile & ſi agréable aux hommes, j'aurois manqué de charité ſi je n'avois pris ſoin de leur apprendre par quel moyen ils peuvent prolonger leurs jours. Je n'ai point eu d'autre motif, en écrivant ſur cette matière, que celui de les engager à pratiquer toute leur vie une vertu qui les fera parvenir, comme moi, à une heureuſe vieilleſſe, dans laquelle je ne diſcontinuerai point de m'écrier : ,, Vivez, vivez long-,, temps, afin de ſervir Dieu, & de mériter ,, la gloire qu'il prépare à ſes Élus.

Qui abſtinens eſt, adjiciet vitam.

Eccleſ.

LETTRE

D'une Religieuse de Padoue, Petite-Nièce de Louis CORNARO.

LOUIS CORNARO fut privé, par la mauvaise conduite de quelques-uns de ses parens, de la qualité de Noble Vénitien qu'il possédoit, & qu'il méritoit par ses vertus & par sa naissance. Il ne fut pas banni de son pays; il étoit libre de demeurer à Venise, s'il eût voulu; mais se voyant exclu de tous les emplois de la République, il préféra un autre séjour & fit de Padoue le lieu de sa résidence.

Il se maria à Udine, ville de Frioul. Sa femme étoit de la famille de Spilemberg, & se nommoit Véronique. Elle fut long-temps stérile; & comme il souhaitoit ardemment avoir des enfans, il ne négligea rien pour se procurer cette consolation. Enfin, après bien des vœux, des prières & des remèdes, son épouse devint grosse, & mit heureusement au monde une fille qui fut nommée Claire, à cause de la dévotion qu'ils avoient l'un & l'autre à Saint-François.

Cette fille fut unique, & eut pour époux Jean Cornaro, fils de Fantin, de la famille de ce nom, que l'on diſtingue par le ſurnom de Cornaro dell'Epiſcopia. C'étoit une Maiſon fort puiſſante avant la perte que fit la Chrétienté du Royaume de Chypre, où cette famille avoit des biens conſidérables.

Claire eut onze enfans, huit garçons & trois filles. Ainſi Louis Cornaro eut le plaiſir de ſe voir renaître, comme par miracle, dans un grand nombre de ſucceſſeurs : car bien qu'il fût fort âgé lorſque Claire vint au monde, il ne laiſſa pas de la voir fort vieille, & de connoître ſes deſcendans juſqu'à la troiſième génération.

Cornaro étoit homme d'eſprit, de mérite & de courage. Il aima la gloire, & fut naturellement libéral, ſans pourtant être prodigue. Sa jeuneſſe fut infirme ; il étoit fort bilieux & fort prompt ; mais lorſqu'il connut le tort que lui faiſoient les vices de ſon tempérament, il réſolut de les corriger. Il eut aſſez de pouvoir ſur lui-même pour vaincre la colère & les emportemens auxquels il étoit ſujet. Après cette glorieuſe victoire, il devint ſi modéré, ſi doux, ſi affable, qu'il gagna l'eſtime & l'amitié de tous ceux qui le connoiſſoient.

Il fut extraordinairement sobre; il ob-
serva le régime dont il parle dans ses écrits,
& se nourrit toujours avec tant de sagesse
& de précaution, que sentant diminuer peu
à peu la chaleur naturelle en vieillissant, il
diminua aussi peu à peu la quantité de ses
alimens, jusqu'à ne prendre à chaque repas
qu'un jaune d'œuf, encore en faisoit-il deux
fois sur la fin de sa vie.

Par ce moyen il se conserva sain, & même
vigoureux, jusqu'à plus de cent ans. Son es-
prit ne diminua point; il n'eut jamais besoin
de lunettes; il ne devint point sourd.

Et ce qui n'est pas moins véritable que dif-
ficile à croire, sa voix se conserva si forte &
si harmonieuse, que sur la fin de ses jours il
chantoit avec autant de force & d'agrément
qu'il faisoit à vingt ans.

Il avoit prévu qu'il iroit loin sans infir-
mité, & ne s'étoit pas trompé. Lorsqu'il sentit
que sa dernière heure approchoit, il se dis-
posa à quitter la vie avec la piété d'un Chré-
tien & le courage d'un Philosophe. Il fit son
testament & mit ordre à ses affaires, après
quoi il reçut les derniers Sacremens, & at-
tendit tranquillement la mort dans un fau-
teuil. Enfin, on peut dire qu'étant en bonne

fanté, ne fouffrant aucune douleur, ayant
même l'efprit & l'œil fort gais, il lui fur-
vint un petit évanouiffement qui lui tint lieu
d'agonie, & lui fit pouffer le dernier foupir.
Il mourut à Padoue le 26 Avril 1566, &
fut mis en terre le 8 Mai fuivant.

Sa femme mourut quelques années après
lui. Sa vie fut longue, & fa vieilleffe auffi
heureufe que celle de fon époux. Il n'y eut
que fes derniers jours qui ne furent pas tout
à fait femblables ; elle fut attaquée quelque
temps avant fa mort d'une langueur qui la
conduifit au tombeau. Elle rendit l'ame, une
nuit, dans fon lit, fans aucuns mouvemens
convulfifs, & avec une tranquillité fi parfaite, qu'elle fortit de la vie fans qu'on s'en
apperçût.

Voilà tout ce que je puis dire de ces Cen-
tenaires, fur l'idée qui m'en refte pour en
avoir ouï parler autrefois à feu mon père,
à quelques amis de Louis Cornaro, qui ayant
vécu fi long-temps d'une manière fi extraor-
dinaire, mérite de ne pas mourir fi-tôt dans
la mémoire des hommes.

Voici des autorités tirées de l'Hiftoire de
M. de Thou, & des Dialogues de Cardan,
fur les moyens de prolonger la fanté, que

l'on a traduits en françois, & que l'on a
cru devoir mettre ici pour servir de preuves
de ce qui est contenu dans cet Ouvrage.

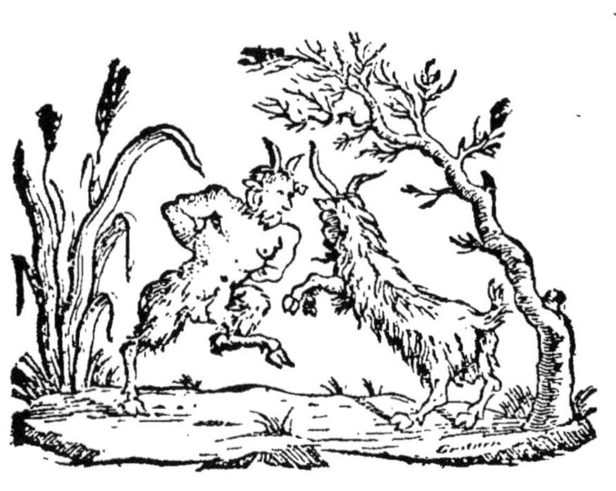

EXTRAIT

EXTRAIT

Du trente-huitième Livre des Histoires de M. le Président de Thou, sur l'an 1566.

LOUIS CORNARO a été un rare & mémorable exemple d'une longue vie : car il vécut plus de cent ans sain de corps & d'esprit. Il étoit d'une des plus illustres Maisons de Venise (1) ; mais à cause du défaut de sa naissance, il fut exclu des honneurs & de l'administration de la République. Il épousa, à Udine, dans le Frioul, Véronique, de la Maison de Spilemberg ; & comme il avoit de grands biens, il mit tout en usage pour en avoir des enfans. Enfin, par les vœux qu'il fit & par l'aide des Médecins, il surmonta la froideur de sa femme, qu'il aimoit uniquement, & qui étoit déjà avancée en âge. Lorsqu'il s'y attendoit le moins, il en eut une fille, qui fut mariée à Jean, fils de Fantin Cornaro, de la riche Maison de Cornaro de Chypre, & en vit une grande postérité :

______

(1) Il fut enveloppé dans la disgrace de quelques-uns de ses parens.

I

càr Jean eut de Claire (c'eſt le nom de cette fille) huit garçons & trois filles.

Au reſte, Louis Cornaro corrigea, par ſa ſobriété & par ſon régime de vivre, les infirmités contractées par l'intempérance de ſa jeuneſſe, & modéra par la force de ſa raiſon, la facilité qu'il avoit à ſe mettre en colère. De ſorte qu'il fut en ſa vieilleſſe d'une auſſi bonne conſtitution de corps, & d'un eſprit auſſi doux & modéré qu'il avoit été infirme & prompt à ſe fâcher dans la fleur de ſon âge. Il compoſa à ce ſujet des Livres, étant déjà vieux, dans leſquels il parle du déréglement de ſa première vie, de ſa réformation, & ſe flatte de vivre long-temps. En effet, il ne fut pas trompé, car il mourut ſans douleur & d'une mort douce, âgé de plus de cent ans, à Padoue, où il avoit choiſi ſon ſéjour. Sa femme, qui n'étoit guère moins âgée que lui, lui ſurvécut, & mourut auſſi quelque temps après d'une mort paiſible. Ils furent l'un & l'autre enterrés dans l'Égliſe de St.-Antoine, ſans aucune pompe, ainſi qu'ils l'avoient ordonné par leur teſtament.

DIALOGUE

DE CARDAN,

Entre un Philosophe, un Citoyen & un Hermite, sur la manière de prolonger la vie, & de conserver la santé.

L'HERMITE.

Comme il se trouve dans les alimens solides, & même dans la boisson, plusieurs choses dignes de notre attention : savoir, leurs qualités naturelles, & celles qu'elles emportent de l'assaisonnement ; l'ordre même & le temps dans lequel nous nous en servons, sans parler de la quantité de ces mêmes alimens & de celles de la boisson : ce n'est pas sans raison qu'on s'est avisé de demander à laquelle de ces choses on doit avoir plus d'égard.

Quelques-uns se sont déclarés pour la quantité, soutenant qu'elle a en effet beaucoup plus de part que toute autre chose, à la conservation de la santé, & à l'entretien de la vie.

Le fameux Louis Cornaro, noble Vénitien, eſt de ce ſentiment. Il a traité cette matière à l'âge de quatre-vingt ans , jouiſ-ſant encore d'une parfaite ſanté de corps & d'eſprit. Ce vénérable vieillard fut atta-qué, à l'âge de trente-ſix ans, d'une mala-die ſi violente qu'il en penſa mourir ; il obſerva depuis ce temps-là de prendre une même quantité d'alimens à chaque repas ; & quoiqu'il n'ait pas été exempt d'une infinité de fatigues, & de mauvaiſes affaires qui furent cauſe de la mort de ſon frère, l'exactitude de ſon régime le conſerva toujours en ſanté avec une entière liberté d'eſprit. A l'âge de ſoixante-dix ans, un carroſſe dans lequel il voyageoit, verſa ; il fut long-temps traîné, & fut bleſſé à une jambe, à un bras & en pluſieurs endroits de la tête. Les Médecins en déſeſpé-rèrent, & voulurent employer beaucoup de remèdes. Il nous dit dans ſes écrits, qu'aſ-ſuré de l'égalité de ſes humeurs, il ne déſeſ-péra jamais de ſa vie ; qu'il rejeta tous les ſe-cours de la médecine, & qu'il fut bientôt guéri. Neuf ans après, ayant preſqu'atteint l'âge de quatre-vingt ans, ſes amis, & même quelques Médecins, le prièrent d'ajouter deux onces de nourriture à ce qu'il prenoit or-dinairement. Dix ou douze jours après, il

tomba malade ; les Médecins en défefpérè-
rent, & lui-même appréhenda beaucoup ; cependant il recouvra la fanté, mais avec affez de difficulté. Ce même Auteur ajoute
qu'étant âgé de quatre-vingt-trois ans, il
voyoit & entendoit parfaitement ; que fa
voix étoit encore belle ; qu'il chantoit quelquefois avec plufieurs petits-fils qu'il avoit ;
qu'il alloit à cheval & marchoit affez bien
à pied, & qu'à l'exemple d'un Ancien, il
compofa une Comédie qui eut de l'applaudif-
fement. Ce fage vieillard a donc cru que
l'exacte & petite quantité d'alimens contri-
buoit plus que toute autre chofe à conferver
la fanté : car il ne parle point du choix des
alimens. J'avois coutume, dit-il, de prendre
en tout douze onces de nourriture folide, y
compris la viande & un jaune d'œuf, &
quatorze onces de boiffon. Il eft fâcheux qu'il
ne nous ait pas précifément marqué s'il prenoit cette quantité une ou deux fois par
jour : cependant comme il nous affure qu'il
mangeoit très-peu, il femble que cela doive
s'entendre d'une feule fois par jour.

Le célèbre Jurifconfulte Panigarole, qui
a vécu plus de foixante-dix ans, quoique
d'un tempérament très-foible, ne prenoit ja-

mais chaque jour que vingt-huit onces de nourriture, ce qui revient à peu près à la même chofe.

J'ai connu encore fort particulièrement une perfonne qui ne prenoit tous les jours, pour toute nourriture, que trente-fix onces pefant : il eft vrai qu'environ tous les quinze jours elle fe purgeoit avec de la caffe, ou quelques autres drogues. Elle a vécu plus de quatre-vingt-dix ans; & moi qui vous parle, voyez quelle eft ma fanté, quoique je fois âgé de plus de cent ans.

Il femble donc que Cornaro ait voulu nous ôter la connoiffance parfaite de fon régime, & fe contenter de nous apprendre qu'il en avoit trouvé un merveilleux, puifqu'il ne nous a point marqué s'il prenoit cette quantité une ou deux fois par jour, ni même s'il changeoit d'alimens, & qu'il a parlé fur ce fujet d'une manière encore plus obfcure qu'Hyppocrate.

Cependant on doit conjecturer qu'il ne prenoit cette quantité de nourriture qu'une fois par jour, & qu'il y apportoit quelque variété, puifque s'il en prenoit quelquefois davantage, il régloit ce qui excédoit fur le poids d'un raifin ou d'une figue.

Il y a encore lieu de s'étonner que fa boiffon excédât fes alimens folides, d'autant plus que ce qu'il mangeoit n'étoit pas également nourriffant, puifqu'il y avoit des jaunes d'œufs & de la viande. En vérité, il me paroît plutôt parler en Philofophe qu'en Médecin.

Si Cardan avoit lu les quatre Traités de la Sobriété que nous rapportons, il auroit jugé plus fainement des écrits de Cornaro.

F I N.

MOYENS *sûrs & faciles de remédier promptement aux différens accidens qui menacent la vie, & à une foule d'incommodités dont on est journellement attaqué.*

A

*A*BEILLES. Lorsqu'on se sent avoir été piqué d'une Abeille, il faut commencer par retirer l'aiguillon de l'insecte, bassiner la plaie avec de l'eau simple, tremper un linge dans une décoction tiède de fleurs de sureau, dans laquelle on aura délayé un peu de thériaque, ou, aussi-tôt après avoir retiré l'aiguillon, on préviendra la douleur & l'enflure, en se frottant avec de l'huile.

Aigreurs d'estomac. Il faut avaler le matin & le soir, pendant plusieurs jours, un bol fait avec un demi-gros de la poudre d'écrevisse, composée d'un scrupule de corail rouge préparé, & une suffisante quantité de sirop de corail. Rien n'est meilleur encore que la magnésie blanche, ou la poudre de santinelli, à la dose d'une demi-once, dans un verre d'une légère infusion de mélisse.

Alimens tombés dans la Trachée-artère. S'il eft tombé dans ce canal quelque aliment, il furvient dans le moment une toux violente, accompagnée d'une douleur aiguë; & l'on peut périr dans cet état fi l'on n'eft promptement fecouru. Les fecours dans ce cas confiftent à frapper fréquemment fur l'épine du dos, & à promener la barbe d'une plume dans la gorge, pour provoquer le vomiflement, & à faire éternuer, en foufflant fortement dans les narines du tabac ou du poivre blanc.

Aphtes, ou petits Ulcères qui viennent à la bouche. Lorfqu'ils excitent de la douleur, il faut les baffiner fouvent avec le lait dans lequel on aura fait bouillir des figues graffes, ou avec une décoction d'herbes émollientes, comme la mauve & la guimauve. Quand la douleur fera diminuée, on les baffinera avec une décoction d'aigremoine, mêlée d'un peu de miel rofat.

Araignée. Quand on en a été mordu, il faut laver la partie avec l'alcali volatil de corne de cerf, ou avec de l'eau de luce, & avaler le foir un demi-gros de thériaque. Si l'on a avalé une Araignée, ou fi l'on a bu quelque liqueur dans laquelle cet infecte eft tombé, il faut prendre deux grains d'émétique dans un verre d'eau tiède, & après l'effet de l'émétique, on avalera huit gouttes d'eau de luce dans un setier d'eau tiède.

Ardeur d'Urine. Il faut éviter les alimens liquides & solides, qui sont âcres & échauffans, & faire usage d'une boisson rafraîchissante, dans laquelle on aura fait bouillir de la graine de lin.

Arsenic. Pour arrêter l'action d'un poison aussi terrible, faites prendre promptement & en très-grande quantité, à celui qui est empoisonné, des torrens d'eau tiède ou du lait, ensuite de l'huile d'amandes douces par très-grandes cuillerées, & souvent réitérées; donnez plusieurs lavemens à l'eau de graine de lin; tâchez d'exciter le vomissement du malade, en lui mettant les doigts dans la bouche; ensuite il sera nécessaire que le malade ne prenne que du lait pour toute nourriture pendant six semaines. Si la gorge & la bouche restent enflammées, on fera un gargarisme de miel rosat & de sirop de limon. Il faudra néanmoins consulter quelques personnes de l'art, pour parvenir aux moyens que certaines circonstances exigeront, tels que la saignée, si le pouls est fort, &c.

BLESSURES. *Voyez* les articles, Brûlures, Coupures, Écorchures, Morsures, Piqûres, Plaies.

Bourdonnement des oreilles. Pour faire cesser ce bourdonnement, introduisez dans l'oreille un coton imbibé d'huile d'amandes amères, ou d'huile de lis, ou d'eau-de-vie coupée avec de l'eau commune; il suffit quelquefois d'exposer l'oreille à la vapeur de l'eau un peu chaude.

Boutons. Quand les femmes ont un bouton au visage, elles appliquent dessus une mouche, ce que l'on ne peut appercevoir. Pour le faire disparoître plutôt, il suffit de le frotter, le matin, avec de la salive, avant d'avoir pris aucun aliment; cependant, lorsqu'il est mûr, on peut couper le sommet avec des ciseaux, afin de procurer l'issue de la matière purulente, & hâter le desséchement. Pour arrêter le bouton dans sa naissance, il suffit d'appliquer dessus une croûte de pain grillée, & la plus chaude possible. Mais si les boutons sont multipliés, ils ne sont dus alors qu'au défaut de la lymphe, & il faut avoir recours aux procédés de lait.

Brûlure. Lorsqu'elle est considérable, on

battra un blanc d'œuf avec deux cuillerées d'huile ; on appliquera ce mélange fur la brûlure. Nous n'indiquons que ce remède, ayant l'avantage de pouvoir être préparé par-tout. Ses fuccès multipliés ôtent tout doute fur fa bonté.

CHAMPIGNONS. Il eft très-important de favoir diftinguer les bons champignons des mauvais ; les premiers font d'une moyenne groffeur, à peu près comme celle d'une noix ; ils font charnus, pefans, blancs en deffus, rougeâtres en deffous ; ils ont une confiftance ferme, caffante, moelleufe en dedans : mais ceux qui ont les qualités contraires ont l'odeur défagréable, leur pulpe intérieure devient livide, lorfqu'elle eft frappée par l'air. Pour favoir fi les champignons font bons à manger, mettez un oignon blanc cuire avec ; fi l'oignon refte blanc, les champignons font bons ; s'il devient noir, les champignons font mauvais, & il faut les jeter (on peut faire la même épreuve fur les *Moules*). Ceux qui ont mangé des champignons vénéneux reffentent des douleurs vives d'eftomac, ils ont un vomiffement difficile & douloureux, avec une foif inextinguible, des douleurs d'entrailles, des tranchées cruelles, un grand mal de tête, le vifage allumé, le ventre enflé, les déjections abondantes, le pouls gros & plein, enfuite ferré, fuivi de fueurs froides ; des foibleffes, des convulfions font ordinairement les fymptômes précurfeurs de la mort : il n'y a pas de temps à perdre, il faut faire vomir abondamment avec une chopine d'eau tiède, dans laquelle on aura jeté fix grains d'émétique. On donnera enfuite plufieurs lavemens à l'eau fimple ; on fera boire largement de l'eau tiède, dans laquelle on aura délayé du firop de limon, ou même mieux, du firop de vinaigre, jufqu'à agréable acidité. Si les fymptômes font menaçans, on fera prendre l'efprit de fel marin, à la dofe de huit à dix gouttes, dans un verre d'eau tiède, & l'on réitérera cette dofe plufieurs fois : on frottera enfuite le ventre avec l'huile d'amandes douces ; on appliquera deffus des cataplafmes émolliens, faits avec de la mie de pain & du lait. C'eft une méthode très-louable, avant d'employer les champignons, de les faire bouillir dans une première eau avec une certaine quantité de vinaigre.

Chenille. Cet infecte caufe une petite érésipèle à la peau, sur laquelle il a rampé ; il suffit de la bassiner avec une décoction de fleurs de sureau.

Chien enragé. Le chien menacé de la rage est abattu ; il ne mange point, il ne boit point ; il est comme aveugle, & va se heurter contre la muraille ; il a la queue entre les pattes, & ne reconnoît point son maître ; il n'aboie plus, & court après les autres animaux, mais sans les mordre, & une humeur jaunâtre sort de sa gueule en petite quantité ; & enfin, il entre en furie par la présence de quelques liquides. Lorsqu'on est mordu par quelqu'animal que l'on soupçonne être enragé, le symptôme le plus sûr est l'hydrophobie, ou l'horreur de l'eau. Les précautions consistent à scarifier la partie mordue, à se faire saigner du bras, à prendre des bains pendant plusieurs jours, à se faire des frictions avec le mercure sur les extrémités inférieures jusqu'à exciter la salivation, à boire quelques liqueurs aigrelettes, & à observer un régime humectant & relâchant. Quoiqu'on tienne la conduite que nous prescrivons, on ne doit pas négliger d'appeler promptement quelques personnes de l'Art pour diriger l'administration des premiers remèdes.

Chute. Lorfqu'on a fait une chute confidérable, fuivie d'engourdiffement ou de perte de connoiffance, ou d'hémorragie, il faut commencer par faigner, & éviter d'agiter & de fecouer le malade : enfuite on fera des fomentations fur la partie affligée, avec des linges ou flanelle trempés dans de l'eau & du vin chaud. Quand les grands accidens auront ceffé, on prendra pour boiffon une légère infufion de vulnéraire Suiffe.

Chute de la Luette. Lorfque la luette eft tombée, on la fait remonter en la touchant avec du poivre, qu'on porte jufqu'à elle, fur le manche d'une cuiller à bouche ; ou en foufflant deffus, avec un chalumeau, de la graine d'anet pulvérifée. Si ces remèdes étoient infuffifans, prenez un fcrupule de noix de galle, autant d'alun, autant de poivre, pulvérifés & mêlés avec un blanc d'œuf ; enfuite, trois ou quatre fois par jour, vous tremperez dans ce mélange le bout d'un petit bâton garni de linge, & vous en toucherez la luette, elle ne tardera pas à reprendre fa fituation naturelle.

Clou. Lorfque les douleurs font vives, il eft néceffaire de faire une faignée, finon, on fe contentera d'obferver un certain régime,

de n'uſer d'aucune nourriture liquide ou ſo-
lide, qui ſoit capable d'échauffer. On appliquera ſur le mal un cataplaſme de lait, de
mie de pain & de jaune d'œuf; enſuite, pour
amener à ſuppuration, on appliquera un onguent fait avec l'oſeille cuite dans du ſain-
doux; la ſuppuration établie, on ouvrira
la tumeur pour en faire ſortir le bourbillon;
on panſera l'ulcère avec le baume d'arcéus,
auquel on mêlera l'huile de millepertuis.

Colique. Lorſqu'on eſt attaqué d'une colique, quelle qu'en ſoit la cauſe, pour arrêter les progrès du mal, on fera boire une
grande quantité d'eau tiéde; on adminiſ-
trera des lavemens avec une forte décoction de
graine de lin, on mettra des ſerviettes chaudes
ſur le ventre, & on appliquera des cataplaſmes
émolliens. Nous donnons comme remède certain & éprouvé cette recette. Prenez deux
cuillerées de bonne huile, autant d'eau-de-
vie, un caſſon de ſucre; faites fondre & délayer le tout, que vous avalerez. La douleur ceſſe quelques inſtans après.

Contuſion. Lorſqu'elle eſt conſidérable, en-
veloppez la partie meurtrie avec un linge
trempé dans du vinaigre & de l'eau tiède; chan-
gez ce linge toutes les trois heures le pre-

mier jour ; prenez pour portion une infufion faite avec des vulnéraires; ajoutez une once de firop de grande confoude.

Corps arrêtés entre la bouche & l'eftomac. Quand un corps étranger eft un peu avancé dans la bouche, on peut le retirer avec les doigts. Pour opérer facilement , on place le malade fur un fauteuil, la tête penchée ; on lui met entre les dents molaires un morceau de liége pour tenir la bouche ouverte, & avec la main gauche , on appuye fur la langue le manche d'une cuiller, tandis qu'on introduit la droite au fond du gofier. Si le corps eft trop avancé, il eft falutaire d'exciter le vomiffement par quatre grains d'émétique dans un verre d'eau tiède ; les efforts que le malade fera en vomiffant, fuffiront pour le chaffer. Si le corps engagé dans l'éfophage, eft de nature à pouvoir tomber dans l'eftomac fans rifque, comme les alimens, après avoir placé le malade comme nous avons dit, avec un poireau ou une bougie huilée & un peu échauffée, on le pouffera pour le faire tomber.

Cors au pieds. Le moyen le plus fûr eft de les tremper fouvent dans l'eau tiède, de les amollir & en couper la fuperficie avec un canif, & éviter surtout de les faire saigner. On appliquera après cette opération, une feuille de pourpier, de lierre, ou de joubarbe trempée dans du vinaigre (cette dernière est préférable) : il faut outre cela frotter le cor chaque matin avec l'une de ces feuilles écrasées. On ne peut trop recommander de ne jamais faire usage de ces remèdes, qui se vendent dans les rues.

Coup. Voyez le mot *Chute.*

Coup de sang. Le coup de sang est cette apoplexie foudroyante, qui tue dans la minute ; cependant le mal peut être moins violent, & il faut essayer de conserver la vie au malade avec la plus grande célérité. On lui découvrira la tête, on desserrera le col & les vêtemens, on lui liera fortement les cuisses sous le jarret ; on le placera au milieu d'un air frais, de façon qu'il ait les pieds pendans ; on lui soufflera dans les narines du tabac, ou on lui fera respirer des liqueurs les plus spiritueuses ; on s'efforcera de ranimer la nature, en lui faisant éprouver quelques douleurs. On lui donnera un lavement avec quatre onces de vin émétique trouble ; il sera bon de tirer quelques gouttes de sang, en lui faisant une légère incision, en usant de précaution.

Coup de Soleil. Les signes qui le caractérisent, sont, un violent mal de tête, les yeux rouges & secs, la peau chaude & aride, une grosse fièvre, des étourdissemens & un assoupissement. Il faut faire une saignée au pied, mettre les jambes dans l'eau tiède, prendre plusieurs lavemens émolliens : beaucoup se rafraîchir, & mettre sur la tête des serviettes trempées dans l'eau froide. Une feuille de papier sur le chapeau, brise avantageusement les rayons du Soleil.

Coupure. Il faut la laisser saigner quelques instans ; ne jamais mettre dessus de tabac ou autre corps âcre ; il suffit, pour opérer la guérison, de mettre dessus un morceau de toile cirée, qu'il sera facile de faire en plongeant un morceau de linge dans un mélange de cire blanche, fondue avec un peu d'huile qu'on laisse un peu sécher.

DARTRES *farineuses.* Pour vous guérir, observez un régime rafraîchissant pendant huit jours, & prenez la tisane suivante ; faites bouillir une once & demie de racine de patience sauvage, mondée & coupée par morceaux, dans trois chopines d'eau, que vous réduirez à une pinte ; faites infuser deux gros de réglisse effilée , passez & ajoutez deux gros de sel de glauber , buvez-en quatre verres tièdes par jour : après le temps indiqué , il faudra se purger dès le commencement , & frotter la dartre avec une décoction de fleurs de guimauve. Il faut observer de ne rien appli-quer qui soit astringent , & se méfier de tous gens à secret, qui promettent prompte guérison.

Voyez pour cette maladie, le Traité de la Douce-amère de M. *Carrère*, qui se trouve chez *Cailleau*.

É*CHARDES*. Il faut les retirer sur le champ, tenir la partie dans un bain d'eau tiède , & appliquer dessus un morceau de taffetas d'Angleterre. Si le corps est trop en-foncé, il faut faire une légère incision, afin de donner issue; & pour éviter l'inflamma-tion, il est nécessaire d'exposer l'objet ma-lade à la vapeur de l'eau chaude & d'appli-quer dessus un cataplasme émollient; pour hâter la suppuration, on applique l'onguent de la mère; l'abscès formé, on l'ouvre avec un bistoury, le corps étranger sort, & on panse la plaie avec la charpie chargée de baume d'arcéus & d'un peu d'huile de millepertuis.

Échauboulures. Il faut faire ufage de bouillons rafraîchiffans, &c., fe purger enfuite avec
deux onces de manne, une once d'électuaire
lénitif, deux gros de fel d'epfom dans un
verre de décoction de chicorée fauvage. On la-
vera les puftules avec de l'eau de fureau ; mais
fi elles étoient confidérables, il eft bon d'avoir
recours à la faignée avant de commencer.

Écorchures. On fe guérira facilement en
appliquant fur l'endroit un linge couvert
d'huile, ou d'un peu d'onguent *populeum.*

Engelures. Les moyens les plus efficaces
pour les détruire, font de fe laver les pieds
& les mains dans de l'eau très-froide ou
prête à fe glacer ; mais fi ce moyen étoit trop
actif, on les trempera dans une décoction
réfolutive tiède, faite avec de la pelure de
raves, à laquelle on ajoutera un feizième
de vinaigre ; fi les engelures font ouvertes,
on appliquera un quart d'huile de rofe, mêlé
avec du blanc-rafis.

Enrouement. Pour le faire ceffer, il ne faut
que refpirer par la bouche la vapeur de l'eau
tiède ou du lait chaud, & fe gargarifer.

Envies. Il faut avoir foin de les couper
avec des cifeaux, & de ne jamais les arracher, il pourroit en réfulter un panaris. Si

une envie arrachée donnoit lieu à une légère inflammation, on la fera cesser, en exposant le doigt à la vapeur de l'eau bouillante.

Esquinancie. Une cuillerée de poivre blanc moulu, autant de sucre rapé, & une quantité suffisante d'eau-de-vie pour délayer ces deux substances : On fait un peu chauffer le tout en remuant ; & après l'avoir mis entre deux linges, on l'applique sur le col, on renouvelle ce topique jusqu'à la guérison, qui est très-prompte, sans même faire usage des saignées.

Évanouissement. Lorsqu'une personne s'évanouit, il faut relâcher ses vêtemens, & lui jeter des gouttes d'eau froide sur le visage ; on lui soufflera dans les narines de la fumée de tabac. Si ces moyens étoient inutiles, on secoueroit le malade, & on l'irriteroit par des impressions douloureuses.

*F*OULURES *&* E*NTORSES.* Dans le moment de l'accident, plongez la partie dans l'eau froide, & laissez-l'y quelques instans ; ce remède est inutile quand il n'est pas fait sur le champ. Appliquez sur la partie une compresse trempée dans de l'eau & du vinaigre. Il ne faudra faire aucun mouvement

avec la partie foulée, qu'on aura foin de tenir enveloppée.

*G*ERSURES. Pour les guérir, il faut fe
laver avec du vin chaud, & appliquer deffus du miel rofat.

*H*ALES. Efpèces de taches qui furvien-
nent à la peau, caufées par la chaleur du Soleil ; on les fait difparoître en fe lavant avec
le favon d'Alicante, diffous dans l'eau, ou
en fe frottant avec l'efprit de citron, ou avec
la pâte d'amandes amères.

Hoquet. Boire une cuillerée de vinaigre.
Lorfqu'il eft violent, il fuffit d'exciter l'é-
ternuement avec le tabac ; s'il devenoit plus
fort, il faudra avaler quelques gouttes d'huile
de cannelle.

*I*NDIGESTION. Les perfonnes qui en
font attaquées, doivent boire abondamment
du thé léger & bien chaud, prendre coup
fur coup plufieurs lavemens ; & fi le vomiffement ne vient pas, le provoquer en ava-
lant quatre grains d'émétique dans un grand
verre d'eau tiède, & boire encore beaucoup
par deffus ; il faut avoir foin de ne rien pren-

dre qui échauffe, faute qui arrive très-fou-
vent, & qui peut avoir des suites funestes.

L*ANGUE* C*HARGÉE.* Ceux qui ont la
langue chargée, doivent observer un peu
de diète, & prendre des bouillons de chicorée sauvage, & il est bon chaque jour de se
rincer la bouche avec un mélange d'eau &
d'eau-de-vie.

Lassitudes & Inquiétudes. On guérit l'une
& l'autre, quand elles ne proviennent d'aucun travail forcé, en buvant beaucoup de
petit lait, en se faisant faire des frictions
sur tout le corps avec des linges chauds,
observant de ne vivre que d'alimens doux &
humectans.

M*AL DE* D*ENTS.* Quand une dent est
cariée, il faut l'arracher; mais pour calmer
la douleur qu'elle cause, on trempera un peu
de coton dans l'essence de girofle, que l'on
introduira dans le trou que la carie a produit. On appliquera sur la tempe une emplâtre composée de farine de blanc d'œuf,
d'eau-de-vie & de mastic.

Médecines ordinaires. Faites une décoction avec les feuilles de chicorée sauvage,
ensuite

enfuite prenez deux gros de folicules de féné, deux gros de fel de glauber, un demi-gros de rhubarbe concaffée; verfez par-deffus un verre de la décoction toute bouillante, & laiffez infufer quelque temps; coulez l'infu-fion, délayez-y deux onces de manne, & paffez.

Autre. Faites fondre deux onces de manne dans un verre d'une décoction de chicorée fauvage; paffez-la, & délayez-y enfuite une once de catholicon double, ou d'électuaire lénitif.

Migraine, ou *mal de Tête.* Pour en mo-dérer les douleurs, on appliquera deffus le front & fur les tempes un linge trempé dans le fuc de feuilles de lierre, mêlé d'un peu d'huile rofat.

*N*oyé. Lorfque la perfonne noyée eft retirée de l'eau, il faut à l'inftant la désha-biller, la bien effuyer, & la tenir très-chau-dement, en l'enveloppant, foit dans des cou-vertures ou des vêtemens, ou dans un lit bien chaud.

On lui foufflera, par le moyen d'une ca-nule ou autre inftrument, de l'air chaud dans la bouche en lui ferrant les narines.

K

On lui introduira de la fumée de tabac dans le fondement, en se servant de deux pipes, dont le tuyau de l'une sera introduit, avec précaution, dans le fondement, les deux fourneaux de pipe appuyés l'un sur l'autre, & quelqu'un soufflant la fumée par le moyen d'une seconde pipe. On peut employer avec succès les lavemens de tabac.

On agitera le corps de la personne, en observant de ne la pas laisser long-temps sur le dos.

On lui châtouillera le dedans du nez & la bouche avec une petite plume. On lui soufflera dans le nez un peu de tabac.

On la frottera un peu rudement par-tout le corps avec de la flanelle.

Si la personne tirée de l'eau donne quelque signe de vie, on lui donnera peu à peu de l'eau tiède ; si cette eau passe, on lui donnera, de demi-heure en demi-heure, une demi-cuillerée d'eau-de-vie camphrée, animée d'un peu de sel ammoniac.

On mettra en usage tous les secours ci-dessus pour les noyés, sans avoir égard au temps qu'ils ont été sous l'eau. Tous les signes de mort dans ce cas ne sont point certains. Il faut employer ce secours avec per-

févérance. Ce n'eft quelquefois qu'après quatre à cinq heures qu'on a la fatisfaction d'en
voir l'efficacité.

ORILLONS (*les*), font des tumeurs qui
attaquent les deux groffes glandes, fituées
entre l'oreille & la mâchoire; il fuffit pour
les diffiper de fe tenir la tête bien couver-
te, de boire une légère infufion de mélifîe,
de prendre quelques lavemens, & de fe priver de tous alimens vifqueux; il faut éviter
de donner de la bouillie aux enfans.

Orties. Les piqûres d'orties font naître des
ampoules, & une démangeaifon infupportable; il ne faut point fe gratter, mais baffiner avec du lait tiède, mêlé à une forte
décoction de cerfeuil, la partie offenfée; au
défaut, fe fervir de vinaigre mêlé d'un peu
d'eau.

PANARIS ou MAL D'AVENTURE. Il
commence par une douleur fourde, que l'on
reffent à l'extrêmité des doigts, avec un bat-
tement léger qui augmente, & qui eft enfuite accompagné d'une grande chaleur &
d'une douleur vive; le malade ne goûte aucun repos ni jour ni nuit : lorfqu'on fe craint

menacé, il faut expofer le doigt pendant le plus de temps poffible à la vapeur de l'eau bouillante, ou le tremper dans une eau mêlée d'eau-de-vie un peu plus que chaude. On arrête fouvent ainfi le mal dans fon principe ; mais s'il augmentoit, il faut hâter la fuppuration, en tenant le doigt enveloppé d'un cataplafme de mie de pain & de lait, ou d'un linge couvert d'onguent de la mère. Lorfqu'on fentira un mouvement de fluctuation, pour procurer l'ouverture, on appliquera une emplâtre de diachilon gommé. Il eft important de ne pas laiffer féjourner l'humeur ; alors on fera une légère incifion, lorfqu'on foupçonnera que le pus fera formé, ce qui eft indiqué par la blancheur de la peau. Lorfque l'ouverture eft faite, on laiffe fortir le pus, enfuite on remplit la plaie avec de la charpie chargée de baume d'arcéus, mêlé d'un peu d'huile de millepertuis ; on lève cet appareil tous les jours, & on en remet un nouveau ; il faut obferver un régime rafraîchiffant.

Plaie, ou *Contufion*. Le miel guérit en peu de temps toutes fortes de plaies & de contufions. On l'étend fur un linge plié en quatre, & on l'applique fur la bleffure, qu'il ne faut laver ni avec de l'eau ni avec du vin.

Au bout de 4 à 5 heures on lève l'emplâtre & on en met une femblable qu'on lève à pareille diftance. On continue s'il eft néceffaire. La plaie fe referme dans 24 heures au moins.

Puanteur de la Bouche. Pour la corriger, il faut fe gargarifer la bouche tous les matins avec des eaux fpiritueufes, comme l'eau des Carmes, la lavande mêlée d'eau commune, fe la nettoyer avec de la poudre très-fine de myrrhe, & une autre de romarin mêlées enfemble, & fe la rincer avec de l'eau de fleur d'orange; on remplit les dents cariées avec du coton, imbibé d'effence de cannelle ou de girofle, ou avec une petite boule de cire, dans laquelle on aura mis un grain d'ambre ou de mufc.

*R*HUME DE *C*ERVEAU. On fera ufage pour boiffon d'une légère eau d'orge; on fera bouillir dans l'eau des graines de nielle, & on expofera les narines plufieurs fois le jour à la vapeur de cette décoction, ou jeter fur des charbons ardens du fucre en poudre.

*S*AIGNEMENT DE *N*EZ. On l'arrête en fe lavant les narines avec de l'eau très-froide, & en y introduifant un peu de charpie trempée dans de l'eau & du vinaigre. Mettez aussi sous la langue un petit morceau de papier imbibé d'eau fraîche.

Somnambule. Pour guérir un somnambule, il faut que quelqu'un de confiance se glisse à son insu dans sa chambre à coucher, s'y cache armé de verges, & l'attaque au sortir de son lit, lorsqu'il se prépare à ouvrir les portes ou fenêtres, & le réveille en le fouettant. Ce moyen ne doit être employé que lorsque le somnambule ne peut être en danger ; il seroit nuisible de le réveiller en pareil cas, & l'on doit respecter son sommeil.

Autre moyen. Il consiste à placer à côté du lit, à l'insu du somnambule, un vaisseau rempli d'eau froide, de façon qu'il ne puisse en sortir sans le renverser sur lui. Les personnes sujettes au somnambulisme, doivent manger peu le soir, ne se livrer après souper à aucun travail d'esprit, & ne se coucher que lorsque la digestion est faite.

Sueur des Pieds. Il seroit dangereux de la faire cesser : mais on peut la détourner en portant des chaussons de toile cirée.

Taches de Rousseur. Prenez un fiel de chèvre, mêlez-le avec de la farine de

pois jufqu'à confiftance de bouillie, appli-
quez-en foir & matin ; de plus, lavez-vous
tous les matins, trois heures aprés l'application de ce remède, avec de l'eau, dans
laquelle vous aurez fait bouillir de l'eau de
froment.

Taches de la petite Vérole. Prenez telle
quantité de limaçons que vous voudrez ,
avec leurs coquilles, & pilez-les avec partie égale de fucre candi ; frottez foir & matin
les parties attaquées.

Taie. La taie eft une tache de l'œil qui
attaque la cornée ; il fuffit de laiffer tomber
fur l'œil quelques gouttes de fucre de mou-
ron , fermer les paupières , & de les affujettir
avec une compreffe & des bandes.

VERRUES. On fe gardera bien de les
arracher, il faut les lier avec de la foie,
que vous ferrerez par dégrés ; mêlez à deux
tiers d'eau un tiers d'eau-forte, enfuite cou-
pez avec des cifeaux la fuperficie de la verrue, entourez-la de cire , plongez la pointe
d'une épingle dans ce mélange, & laiffez tomber la gouttelette fur la verrue ; répétez cette
opération. Ce remède doit être fait avec
précaution ; mais le moyen fuivant eft plus

sûr : Prenez des feuilles de campanule, broyez-les, frottez-en les verrues, & réitérez souvent cette opération.

Verdes, ou *Vert-de-Gris*. Voyez le mot *Arsenic*.

Vipère. Le véritable remède contre la morsure de ce reptile, est l'eau de luce ; il faut en faire avaler six gouttes dans un verre d'eau, en même temps en donner à respirer & en bassiner la plaie avec une quantité de vin, dans laquelle on aura mis de cette liqueur. A chaque demi-heure, on fait prendre par la bouche la même dose jusqu'à ce que le mal paroisse se ralentir ; alors on diminue l'usage de la potion, & on cesse de la bassiner. On ne peut trop recommander de porter toujours avec soi, surtout à la campagne, un flacon d'eau de luce, pour en cas d'évènemens, se garantir des suites funestes qui résulteroient, si l'on étoit éloigné de ce secours.

Vue trouble. Faites usage de la poudre suivante : prenez de l'emphraise séchée, une once ; deux gros de semence de fenouil ; de macis & de noix muscade, de chaque un gros ; du sucre candi, une once ; mêlez le tout ensemble pour quatre doses, que vous prendrez foir ou matin dans un verre de vin blanc.

Foiblesse de la Vue. Prenez une infusion de fraise en guise de thé, & étuvez les yeux foir & matin avec le vin d'année, ou d'eau diftillée d'ormin.

Nous ne faurions trop recommander d'être attentif à n'employer pour les yeux aucun remède âcre, fpiritueux ou cauftique, tels que l'eau-de-vie; l'efprit-de-vin, &c. parce qu'il n'y a point de parties plus délicates, dont la confervation foit plus utile à la vie.

FIN.

Approbation de Monsieur B U R L E T, de l'Académie Royale des Sciences, & Médecin de la Faculté de Paris, du 18 Mars 1698.

LEs Traités de Leſſius & de Cornard ſur la vie ſobre & ſes avantages, ſont deux petits Ouvrages des plus excellens en ce genre. On y trouve de beaux Préceptes du régime de vivre, fondés ſur la raiſon & ſur l'expérience pour la conſervation de la ſanté juſqu'à une extrême vieilleſſe. La Tempérance, cette vertu ſi chrétienne, y eſt peinte avec des traits capables d'en inſpirer l'amour à tous ceux qui ne ſont point dominés par leurs ſens.

TABLE
DES CHAPITRES
Contenus dans ce Volume.

Fin de la Table.

9 782014 440263